CHARLES DELLON

Médecin rescapé de l'Inquisition de Goa

(1673-1677)

Médecine à travers les siècles

Collection dirigée par le Docteur Xavier Riaud

L'objectif de cette collection est de constituer « une histoire grand public » de la médecine ainsi que de ses acteurs plus ou moins connus, de l'Antiquité à nos jours.
Si elle se veut un hommage à ceux qui ont contribué au progrès de l'humanité, elle ne néglige pas pour autant les zones d'ombre ou les dérives de la science médicale.
C'est en ce sens que – conformément à ce que devrait être l'enseignement de l'histoire –, elle ambitionne une « vision globale » et non partielle ou partiale comme cela est trop souvent le cas.

Dernières parutions

Martine MAAREK, *La fabuleuse histoire de la cardiologie. 3 000 ans de découvertes*, 2025.
Guy ROBERT, *L'émancipation de l'odontologie française. Une longue marche*, 2025.
Philippe VIOLAS, *Les bossus au cours de l'histoire. Perceptions profanes et scientifiques*, 2025.
Yves CATONNÉ, *Grands médecins de Martinique. Hippolyte Morestin, Raymond Garcin, Jude Turiaf, Raymond Roy-Camille*, 2025.
ASSOCIATION UNIVERSITAIRE D'ODONTOLOGIE GARANCIÈRE (dir.), avec la collaboration de la Dr Ava Bismuth Pariente et Commentaires de Xavier Riaud, *De L'École odontotechnique de Paris à l'U.F.R. d'odontologie. 50 ans d'Entretiens de Garancière*, 2025.
Patrice PINET, *Beethoven face à la maladie et aux médecins*, 2025.
Sylvie MAS, *Le statut des émotions dans l'Antiquité grecque et chinoise*, 2025.
Sylvie MAS, *Santé globale. Des soins de santé primaires à la santé intégrative*, 2025.
Michel A. GERMAIN, *Les pionniers de la microchirurgie*, 2025.
Hubert JOHANET, *La chirurgie cœlioscopique Histoire d'une révolution*, 2025.

Pierre Aubry et Bernard-Alex Gaüzère

CHARLES DELLON

Médecin rescapé de l'Inquisition de Goa (1673-1677)

L'Harmattan

5-7, rue de l'École-Polytechnique - 75005 Paris
www.editions-harmattan.fr
ISBN : 978-2-336-59040-0
EAN : 9782336590400
Dépôt légal : janvier 2026

Introduction

Jusqu'au début du XVIe siècle, les Français n'avaient qu'une vague connaissance des Indes et des pays riverains de l'océan Indien. Les plus cultivés avaient lu Marco Polo (1254-1324), célèbre marchand et écrivain vénitien qui écrivit, en 1298, *Le Devisement du monde ou Livre des Merveilles.* Mais pour l'immense majorité des Français, les Indes étaient le pays d'Utopie situé quelque part en Orient et décrit par François Rabelais (1483-1553) dans *Gargantua.* Tout changea en 1498, lorsque les navigateurs portugais ouvrirent la route du Cap-de-Bonne-Espérance, à l'extrême sud du continent africain, tout en l'interdisant aux autres Européens, établissant ainsi un monopole commercial avec les Indes orientales. Il fallut attendre 1624 pour que les Français puissent commercer avec les Indes[1].

La Compagnie française pour le commerce des Indes orientales a été créée en 1664 par Jean-Baptiste Colbert (1619-1683), alors membre du Conseil royal des finances de Louis XIV (1638-1715). Cette compagnie avait succédé à plusieurs autres compagnies de commerce, dont la Compagnie de l'Orient créée en 1642 par le cardinal de Richelieu (1585-1642), ministre de Louis XIII (1601-1643).

La Compagnie avait installé au sud-est de l'île Dauphine (Madagascar) – au Fort-Dauphin[2] – un poste permanent,

[1] Haudrère Ph. *Présences françaises en Inde et dans l'océan Indien aux XVIIe et XIIIe siècles. Présences françaises outre-mer (XVIe-XXIe siècles. Tome I. Histoire : périodes et continents.* ASOM – Karthala, 2012, Chapitre VI, pp. 225-252.

[2] Fort-Dauphin : Tôlanaro, ou Fort-Dauphin, est actuellement une ville et commune urbaine de l'extrême sud-est de Madagascar dont elle est le plus ancien établissement humain.

escale sur la route des Indes. Désormais, les bateaux de la Compagnie pouvaient gagner les Indes par deux voies ; la voie directe ouverte par Vasco de Gama (1469-1524) dès 1500 par le Cap, le Mozambique et l'Inde, et la voie indirecte par le sud-est de Madagascar avec escale à Fort-Dauphin.

Le siège de la Compagnie française des Indes orientales fut installé dans la rade du Port-Louis, l'une des places les mieux fortifiées de Bretagne, provoquant la naissance de Lorient qui supplanta rapidement le Port-Louis. Le premier directeur de la Compagnie fut François Caron (1600-1673), un explorateur qui avait été au service de la Compagnie néerlandaise des Indes orientales durant une quarantaine d'années[3].

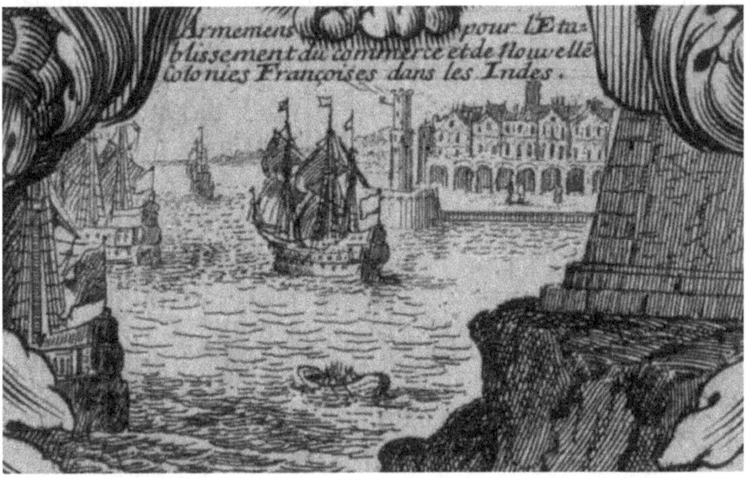
Armemens pour l'Eta-
blissement du commerce et de Nouvelle
Colonies Françoises dans les Indes.

Figure 1 - Vaisseaux français partant pour les Indes y faire du commerce et fonder des colonies. *Détail d'une gravure de 1699 sur un almanach royal (eau-forte et burin). Domaine public.*

---

[3] Haudrère Ph. *Présences françaises en Inde et dans l'océan Indien aux XVIIe et XIIIe siècles. Présences françaises outre-mer (XVIe-XXIe siècles. Op. cit.*

En 2024, un livre[4] que nous avons publié aux Éditions L'Harmattan – *François Martin, voyage d'un apothicaire de Vitré aux Indes orientales 1601-1603* – traitait de la recherche des épices en Indonésie, à Sumatra. Or, François Martin, compagnon apothicaire, n'avait pu faire escale en Inde, car il n'y avait pas encore de comptoir commercial français en Inde en ce début du XVIIe siècle.
L'Inde fascinait l'Europe par ses richesses en épices et en pierres précieuses attirant outre les marchands, les missionnaires, les diplomates et les médecins.

Paru en 2000, l'excellent ouvrage de Françoise de Valence[5] *Médecins de fortune et d'infortune. Des aventuriers français en Inde au* XVIe *siècle ; témoins et témoignages,* rapporte les aventures de plusieurs médecins français en Inde. Parmi ces médecins, quatre se sont particulièrement distingués.

François Bernier (1620-1688), médecin, voyageur et philosophe épicurien, avait été reçu docteur en médecine de l'Université de Montpellier en 1652. Il partit en Inde, arriva à Sourate sur la côte de Malabar et les confins de l'Empire moghol fondé en 1526 et dont l'empereur était Aurangzeb (1658-1707), qui régna de 1658 à 1668 et fut l'un des Grands Moghols. Il devint médecin à la cour d'Aurangzeb. Il s'en retourna en France fin 1669. Il a écrit *Voyages de François Bernier contenant la description des États du Grand Mongol* paru en 1670 à Paris, dans lequel il décrit son séjour[6]. Il est surtout connu comme philosophe.

---

[4] Aubry P. Gaüzère B-A. *François Martin, Voyage d'un apothicaire de Vitré aux Indes orientales 1601-1603*. L'Harmattan, 2024, 165 p.

[5] Françoise de Valence. *Médecins de fortune et d'infortune. Des aventuriers français en Inde au XVIIe siècle. Témoins et témoignages*. Maisonneuve et Larose, 282 p., 2000, 223 pages.

[6] François Bernier. *Voyages de François Bernier, contenant la description des États du Grand Moghol, de l'Hindoustan, du royaume de Kachemire, etc. Où il est traité des richesses, des forces, de la justice & des causes*

Jacques Seuillet, dit Saint-Jacques de la Palisse ou Saint-Jacques (1628-1694). En 1646, âgé de 18 ans, Saint-Jacques quitta sa famille et son village de la Palisse près de La Rochelle. On ne retrouva sa trace que vingt ans plus tard en 1666 grâce à Jean-Baptiste Tavernier (1605-1689), un voyageur et pionnier français du commerce avec l'Inde qui le rencontra à Delhi, capitale de l'empire depuis 1638, à la cour d'Aurangzeb où il exerçait la médecine. Saint-Jacques, marié à une métisse portugaise et père de deux enfants, rencontrait de gros problèmes de famille que rapporta Nicolo Manucci (1638-1720), un médecin vénitien à la cour du Grand Moghol. Probablement en raison de ses difficultés familiales, Saint-Jacques n'obtint l'autorisation de quitter l'Inde qu'en 1686. Il gagna Pondichéry d'où il partit pour la France et arriva à Brest le 23 juillet 1688. Puis, il se retira à Lapalisse, se remaria et eut un fils prénommé François-Xavier. Il mourut le 2 décembre 1694 à l'âge de 66 ans.

Antoine Destremau (1636-1685), parti du Houga – village du Bas-Armagnac (département actuel des Landes) –, fit des études de médecine ou de chirurgie, rencontra Jean-Baptiste Tavernier et partit avec lui de Marseille pour l'Inde, le 10 janvier 1664. Il demeura près de vingt ans à Bhagnagarb, capitale du sultan de Golconde[7] où il fit fonction de médecin à la cour. Il se livra également au commerce de pierres précieuses, en particulier de diamants. Il fut qualifié de marchand français à la cour par un autre François Martin, commis du comptoir français de Pondichéry. Antoine Destremau est décédé en 1685. Il avait été pour la Compagnie Française

---

principales de la décadence des États de l'Asie, & de plusieurs évènements considérables. Et où l'on voit comment l'or & l'argent après avoir circulé dans le monde, passent dans l'Hindoustan d'où ils ne reviennent plus. Édition Paul Maret, Amsterdam 1723 – 1724. Il s'agit d'une réédition de l'ouvrage paru en 1670, à Paris.

[7] Golconde était la capitale du sultanat du Dekkan conquise par l'empereur moghol d'Aurangzeb en 1687.

des Indes orientales et tout au long de son séjour à Golconde, un honorable correspondant aussi loyal qu'efficace.

C'est de Golconde que Jean-Baptiste Tavernier apporta à Versailles à Louis XIV, le 6 septembre 1668, tout un lot de pierreries précieuses inestimables, dont l'incroyable diamant d'un bleu encre de 115 carats.

Charles Dellon est né à Agde dans l'actuel département de l'Hérault. Il a été baptisé le 17 décembre 1650. Jean Chastelain, le mari de sa tante maternelle, était maître chirurgien à Agde et peut-être fut-il à l'origine de la vocation et de la formation du jeune Charles comme médecin ? Après un passage à Paris, à peine âgé de dix-sept ans, animé de l'esprit d'aventure et de découverte, il se rend en 1667 au Port-Louis en Bretagne et embarque le 20 mars 1668 en qualité de deuxième chirurgien, sur le vaisseau *La Force* de la Compagnie royale, c'est-à-dire de la Compagnie française pour le commerce des Indes orientales. Compte tenu de son jeune âge lors de son embarquement – il avait tout juste dix-sept ans – il est aisé de conclure qu'il n'avait pu terminer des études de médecine à Paris et qu'il n'était donc pas docteur en médecine. Il avait été certainement formé aux rudiments de la médecine et de la chirurgie auprès de quelques maîtres chirurgiens et vraisemblablement par son oncle, comme cela était l'habitude au XVIIe siècle[8]. Pourtant, dans sa Relation du voyage des Indes, Dellon affirme avoir achevé ses études avant son embarquement, alors que ni les registres de la Faculté de médecine de Paris, ni ceux de Montpellier ne mentionnent sa présence.

---

[8] *Formation et vie des médecins, chirurgiens et apothicaires de la Marine et des Colonies du XVIe à la fin du XIXe siècle en France.* Aubry P., Gaüzère B-A. Éditions L'Harmattan, 2022.

Rien de bien original dans cette biographie, direz-vous, avec l'habituelle relation de la traversée, des pathologies du bord et des pays d'escale, par un médecin aventurier, curieux de médecine maritime et de médecine coloniale… D'autres médecins avant lui et d'autres après lui l'ont fait s'appuyant sur leurs connaissances en botanique, et se faisant ethnologues, sociologues, naturalistes.

Alors, pourquoi écrire sur Charles Dellon ?

Pour nous, la grande originalité des écrits de Dellon est triple.

La première originalité tient à l'étendue de son malheur et de ses désillusions, alors qu'il aspirait à mener sa vie de soignant aux Indes. Il fut victime de l'intolérance et de « *la répression religieuse qu'importèrent autrefois en Asie les Européens*[9] » et de la bigoterie de l'époque qui lui coutèrent presque la vie, et qu'il finit, après bien des hésitations à coucher, sur le papier et à publier.

La deuxième originalité tient au fait qu'il a été témoin et acteur involontaire des débats qui agitaient son siècle, celui du Roi Soleil, celui qui préludait le siècle des Lumières. Sa Relation est contemporaine de la Révocation de l'Édit de Nantes[10], point d'orgue de la politique de répression et d'élimination du protestantisme national.

---

[9] *L'Inquisition de Goa. La relation de Charles Dellon (1687). Étude, édition et notes de Charles Amiel et Anne Lima,* Éditions Chandeigne, Paris, 1997, *p. 7, 497 p.*

[10] La révocation de l'édit de Nantes a été actée par Louis XIV en signant l'édit de Fontainebleau le 18 octobre 1685. En annulant l'édit par lequel Henri IV, en 1598, avait octroyé une certaine liberté de culte aux protestants du royaume, Louis XIV interdisait le culte protestant en France.

La troisième originalité est que l'œuvre de Dellon est une source de connaissances pour l'histoire des voyages au XVIIe siècle, bien que nettement moins fournie que l'œuvre de François Martin[11] qui découvrit les Indes orientales (Sumatra) de 1601 à 1603, avec les yeux et la solide connaissance scientifique d'un apothicaire diplômé de la Faculté de Montpellier et reconnu le 23 octobre 1596 « capable dans l'art de la Pharmacie ». En 1685, Dellon qui signe alors « docteur en médecine » fait paraître le *Traité des Maladies*, seul écrit médical important qui nous soit resté sur la pratique de la médecine en Inde à la fin du XVIIe siècle.

Dellon navigue donc dans l'océan Indien. La mer étant trop mauvaise, *La Force* ne put accoster au Fort-Dauphin et arriva à l'île Bourbon (actuelle île de La Réunion), à Saint-Paul, le 7 août 1668 où furent débarqués les marins atteints de scorbut après quatre mois de mer sans escale.
Puis, cinglant vers l'ouest, il toucha finalement Madagascar le 30 septembre 1668 et y resta près d'une année avant de gagner les Indes, le 5 août 1669, à Sourate sur la côte de Malabar.
De son côté, Francis Caron – premier directeur de la Compagnie – était arrivé à Sourate en 1667, sur la côte de Malabar, et y avait trouvé François de La Boullay-Le Gouz (1623-1668), ambassadeur du roi, et un Flamand nommé Bebber, directeur de la Compagnie, qui, tous deux, avaient obtenu du Grand Moghol Aurangzeb un *« firman[12] par lequel cet empereur accordait aux Français de la ville de Sourate les mêmes droits que ceux dont y jouissent les Anglais et les Hollandais ». Sourate* est le premier comptoir français aux Indes.

---

[11] Aubry P. Gaüzère B.-A. *François Martin, Voyage d'un apothicaire de Vitré aux Indes orientales 1601-1603. Op. cit.*

[12] Firman : décret royal émis par un souverain dans certains pays islamiques.

C'est à partir de son arrivée à Sourate que vont se dérouler quelques années tumultueuses de la vie de Dellon aux Indes, comme en témoignent plusieurs de ses ouvrages grâce auxquels il est passé à la postérité :

- *Relation d'un voyage des Indes orientales* (1685),
- *Traité des maladies particulières aux pays orientaux* (1685),
- *Relation de l'Inquisition de Goa* (1688).

Ayant exercé la médecine à Daman, ville proche de Sourate, Dellon fut victime de l'Inquisition, jugé coupable d'hérésie à Goa (ville de la côte sud-ouest de l'Inde) et mis aux fers, le 12 janvier 1676. Après une escale au Brésil, il fut envoyé aux galères de Lisbonne (Portugal) où il fut finalement gracié grâce à l'appui de Jacques-Bénigne Bossuet (1627-1704), évêque de Meaux et ami de sa famille[13].

Les ouvrages de Dellon sont accessibles à la Bibliothèque nationale de France et ont déjà fait l'objet de maintes études.

Médecins férus d'histoires de médecins voyageurs, nous nous proposons de retracer ici les aventures et les récits de cet infortuné médecin, en faisant la synthèse de ses trois ouvrages : *Relation d'un voyage des Indes orientales (1685), Traité des maladies particulières aux pays orientaux (1685), Relation de l'Inquisition de Goa (1688).* Outre l'étude des pathologies rencontrées en Inde à cette époque, nous insisterons sur ses déboires avec l'Inquisition qui l'ont profondément marqué et qui ont été à l'origine de la prise de conscience tardive de l'horreur et des crimes de cette institution.

[13] Jacques-Bénigne Bossuet, surnommé l'« Aigle de Meaux », né le 27 septembre 1627 à Dijon et mort le 12 avril 1704 à Paris, est un homme d'Église, évêque, prédicateur et écrivain français.

Charles Dellon en Inde

Au XVe siècle, l'Inde était divisée en deux parties

Au Nord, le Sultanat de Delhi était un royaume musulman qui s'étendit de 1206 à 1526 à partir de sa capitale Delhi. Ce royaume disparut en 1526 à la suite de la défaite de son dernier sultan, de la dynastie des Lodi (1451-1526), tandis que l'Empire moghol (1526-1857) prenait sa place. L'Empire moghol se développa sous les Grands Moghols en particulier sous les règnes d'Akhbar (1556-1605) et d'Aurangzeb (1658-1707). Cet empire parvint à contrôler la majorité de l'Inde péninsulaire et à influencer fortement sa culture.
Puis, à la fin du XVIIe siècle, l'Empire marathe[14] constitua un État qui domina une grande partie de l'Inde en prenant le pas sur la domination moghole.

Au Sud, l'Inde péninsulaire ou péninsule indienne se situait dans la partie méridionale de l'Inde, baignée à l'Ouest par la mer d'Arabie, au Sud par la mer des Laquedives et à l'Est par le golfe du Bengale, tous trois dans le Nord de l'océan Indien. Elle comprend le point géographique le plus au sud de l'Inde continentale, le Cap-Comorin. La péninsule indienne se partageait entre plusieurs États, dont l'État de Goa et l'État de Kerala sur la côte de Malabar et le territoire de Pondichéry sur la côte de Coromandel.
La péninsule indienne coïncide dans une perspective géologique avec le Dekkan, vaste plateau s'étendant sur la majeure partie de l'Inde centrale et méridionale.

---

[14] Les Marathes sont une macro-caste indienne apparue entre les XIVe et XVIe siècles.

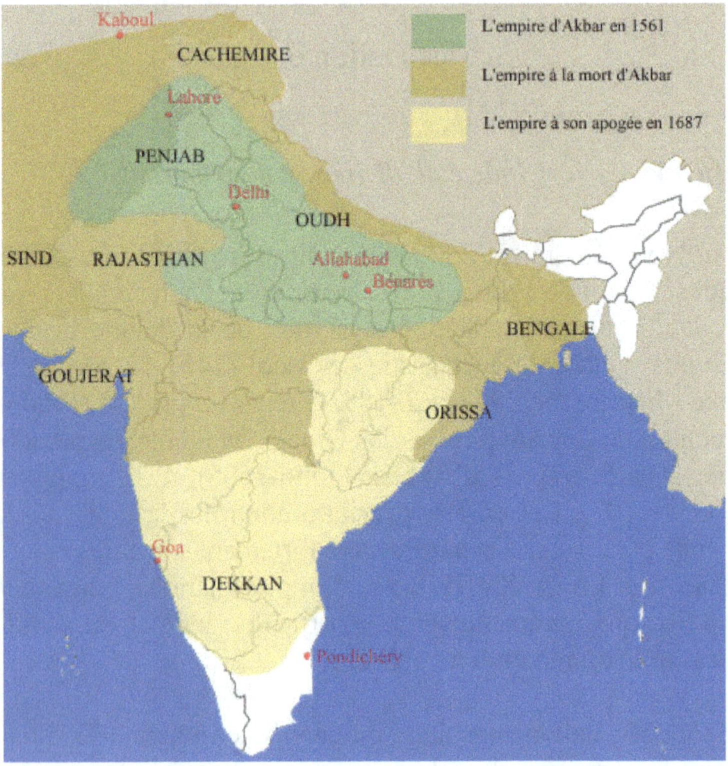

Figure 2 - L'expansion moghole en Inde
(*Par Nataraja sur Wikipédia français - CC BY-SA 3.0*).

La traversée du Port-Louis de Bretagne à Madagascar

Le 20 mars 1668, embarqué en sa qualité de second chirurgien, Dellon appareille du Port-Louis de Bretagne sur le navire *La Force*, qui est accompagné de *l'Aigle d'or*.
La Force fait escale au Cap-Vert le 30 avril d'où il repart le 12 mai, franchit le Cap-de-Bonne-Espérance fin juillet, aperçoit l'île Dauphine (Madagascar) le 7 août 1668, mais ne s'y

arrête pas et mouille à l'île Bourbon[15] où la France s'était installée en 1665. Le 1er septembre, *La Force* débarque ses marins atteints du scorbut en baie de Saint-Paul.
La Force fait voile vers Madagascar et touche Fort-Dauphin, au Sud-Est de l'île, le 29 septembre 1668, endroit où, en 1642, la Compagnie de l'Orient avait installé un comptoir. Ce comptoir avait pour but l'exploitation de l'île de Madagascar, mais servait aussi de point de « touchée » pour les bateaux dont les marins souffraient du scorbut, après quatre mois de mer sans escale.

Dellon est resté un an à Madagascar et dans ses alentours. Il a parcouru la côte est, la rade de Gadamboule, la baie d'Antongil et l'île Sainte-Marie. Il est passé en vue de Mauritius (actuelle l'île Maurice), habitée à l'époque par les Hollandais[16].

De Madagascar aux Indes

Il quitte Fort-Dauphin le 5 août 1669 pour l'Inde sur *La Couronne*, accompagné de *La Marianne* et du *Saint-Jean.* Il longe la baie de Saint-Augustin le long du canal du Mozambique, remonte par la côte est de l'Afrique, passe près de l'île de Juan-de-Nova dans le canal du Mozambique, puis de l'île de Socotra proche de la mer Rouge, arrive en Inde, en rade de Sourate, tout en haut de la côte de Malabar le 28 septembre 1669, en pleine tempête. Il est secouru par François Caron, directeur de la Compagnie française des

---

[15] Dina Morghabine par les Arabes, puis Ile Bourbon par les Français, l'île de La Réunion a pris son nom actuel en 1794, en référence à la « réunion des États Généraux ». En 1803, elle devint l'île Bonaparte, puis Bourbon de nouveau en 1814, après cinq années d'occupation anglaise.
[16] Les Hollandais s'y sont installés dès 1598 et l'ont nommée *Mauritius*, du nom de leur prince Maurice de Nassau.

Indes orientales, et rejoint la rivière et le siège de la Compagnie. Puis, il est débarqué en attendant de nouveaux ordres. *La Couronne* part pour Mafulliparnn, port situé sur la côte de Coromandel.

Sourate avait été dirigée par les musulmans du sultanat de Delhi jusqu'au XVe siècle. En 1540, les Portugais construisirent un fort sur la rivière Tapti. En 1573, la ville fut conquise par les Moghols et devint le port le plus prospère de l'Empire moghol.

C'est en 1665 ou en 1667 que fut ouvert à Sourate le premier comptoir français aux Indes par un *firman*[17] du Grand Moghol Aurangzeb par lequel il accordait aux Français de la ville de Sourate les mêmes droits que ceux dont jouissaient déjà Anglais et Hollandais.

Charles Dellon aux Indes

Description de la ville de Sourate

Dellon débute la relation de son voyage en Inde[18]. Tout d'abord, il décrit la ville de Sourate (ou Surate ou Surat) sur la rivière Tapti.
« Elle est grande et peuplée, une rivière en arrose les murailles, et va se jeter dans la mer [...]. Les maisons n'ont qu'un étage [...] et les plus remarquables ont des terrasses faites d'un plâtre qui n'est pas moins beau que du marbre et

[17] Un firman est un décret royal émis par un souverain dans certains pays islamiques, incluant l'Empire ottoman, l'Empire moghol, l'Iran ou la principauté d'Hyderābād pendant la période monarchique. Le mot « firman » vient du persan *farmân* signifiant « décret » ou « ordre ».
[18] Charles Dellon : *Relation d'un voyage des Indes orientales dédié à monseigneur l'évêque de Meaux, 168 ; pp., 1-294.*

résiste de même à la pluie [...]. Toutes les grandes maisons ont des jardins ; environnés de treilles où il pousse du raisin deux fois l'année. Il n'y a ordinairement que ce fruit, mais on y voit quantité de fleurs extraordinaires, celle qu'ils appellent mongrin et qui ressemble à un jasmin l'emporte sur toutes les autres. Il y a des arbres qui fleurissent tous les jours au soleil levant, et tombent quand il se couche, et d'autres dont les fleurs naissent le soir et meurent le matin.

Le négoce y est fort considérable, on y trouve quantité de diamants que l'on reçoit du Roi de Golconde, des perles qui se pêchent au Cap-Comorin, de l'ambre gris que les côtes qui sont au de-là du Cap-de-Bonne-Espérance produisent abondamment, du musc qui vient de la civette, que l'on recueille de l'animal qui porte son nom. Il y a toute sorte d'étoffes de soie et d'or, des toiles de coton de la plus grande beauté du monde, de l'indigo et quantité de drogues pour la médecine qui croissent dans le pays où viennent d'Arabie, les épices se trouvent aux Indes, la muscade à Malacca, le girofle à Macassar[19]*, la cannelle dans l'île de Ceylan, et le poivre dans toute la côte du Malabar, ainsi il n'y a rien de si rare que les magasins de Sourate ne puissent fournir. Le gouverneur l'est non seulement de la ville, mais de toute une province. Quand il sort, il se fait porter par un éléphant, où l'on dresse une tente sous laquelle il peut porter douze hommes ou davantage selon la grandeur de l'animal, ou bien dans un palanquin, qui est une manière de lit couvert de quelque riche étoffe porté par quatre hommes, c'est la voiture ordinaire des personnes opulentes [...]. Ceux qui ne peuvent pas avoir de palanquin vont à cheval.*

---

[19] Makassar ou Macassar est une ville d'Indonésie et la capitale de la province de Sulawesi du Sud, située dans le sud de l'île de Célèbes, au bord du détroit auquel elle a donné son nom.

Le gouvernement de Sourate n'est pas une dignité perpétuelle, et ceux qui la possèdent n'en jouissent que pendant quatre ou cinq ans au plus.
On voit à l'ouest de la ville une forteresse ancienne environnée d'un fossé profond ; il y a toujours une bonne garnison dans ce lieu et un gouverneur particulier indépendant de l'autre.

L'usage des bains et des étuves est commun à Sourate pour ceux qui veulent être servis, et d'autres où l'on ne paye rien pour la commodité du public.

Il y a un quart de lieu de Sourate un grand bassin de pierre qu'un riche fit autrefois bâtir, il est d'une vaste étendue, on y descend par un escalier fort commode et l'on trouve au milieu une petite pagode ou temple consacré aux dieux des Gentils[20] *et ceux qui se sont baignés y font ensuite leurs prières.*
Il y a aux environs de Sourate de grands jardins parfumés bien entretenus, dont l'entrée est libre à tout le monde.
Quoique les Brahmanes[21] *soient les plus riches des habitants de Sourate et maîtres du négoce, les Maures ou Mahométans paraissent cependant plus magnifiques. Quand quelque personne considérable va par la ville dans un jour solennel, elle est précédée par des trompettes de huit à dix pieds de longueur, qui font un bruit agréable et guerrier.*
Les chefs des nations étrangères pour se conformer à l'usage du pays font porter devant eux des pavillons de leurs princes ou des républiques qu'ils servent...
On trouve à une lieue de la ville, un village qui est habité par des Perses ou Parsis adorateurs du Soleil et du feu, où l'on se va promener pour boire du Tary ou vin de Palme.

---

[20] Gentils : ce mot désigne les « païens ».
[21] Brahmanes : membres de la caste sacerdotale, la première des grandes castes traditionnelles de l'Inde.

Tout le pays voisin est plat et fertile, on y sème du blé dès que les pluies sont finies environ à la fin de septembre, et on les recueille au mois de janvier.
L'air de Sourate est bon, il n'y fait jamais froid, et les chaleurs y sont toujours supportables.

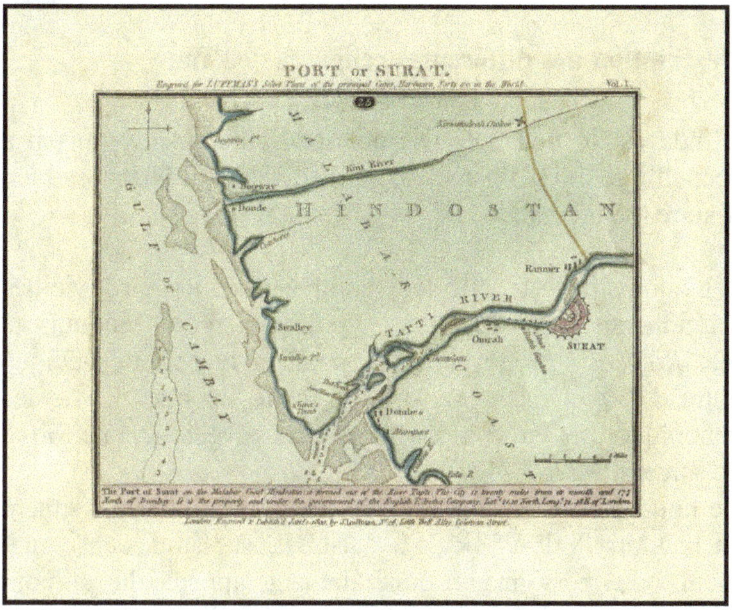

Figure 3 - Le port de Surat
(*source : John Luffman 1756-1846, domaine public*).

Le Port de Sovaly est à quatre lieues au nord-ouest, tous les vaisseaux étrangers y abordent, mais ils ne peuvent demeurer que depuis octobre jusques en mai. L'inconstance des vents rend les autres saisons dangereuses. De plusieurs villages qui environnement le Port, celui de Sovaly dont il porte le nom, est le plus considérable. Les compagnies d'Europe y ont aussi des magasins et des bureaux sur lesquels leurs pavillons sont arborés. Le Moghol ne permet point à ses sujets de faire entrer leurs vaisseaux au port de Sovaly de crainte qu'ils ne fraudassent la douane, et ce n'est que pour les Européens [...]. Ils y attirent un grand nombre de Brahmanes, Gentils, Maures et Perses qui composent pendant le séjour que les vaisseaux y font, une manière de village positif où les marchands ont leurs boutiques pleines de tout ce qui est nécessaire aux gens de mer ».

Description des différentes religions de l'Inde

L'Inde est le lieu de naissance de l'hindouisme, puis il a accueilli le bouddhisme, le christianisme, l'islam et bien d'autres religions.

L'hindouisme est considéré comme une des plus vieilles religions du monde. Le texte le plus ancien de l'hindouisme – le *Rigveda* – a été composé pendant la période védique entre 1700 et 1100 av. J-C. À cette époque, les textes canoniques ont été composés en sanskrit védique, une forme de sanskrit[22].
Le bouddhisme est une religion dont les origines se situent en Inde aux VIIe-Ve siècle av. J.-C. Il est issu des enseignements du personnage généralement appelé du surnom « Bouddha » qui signifie l'« Éveillé ». Sa vie est documentée par un ensemble de textes dont les plus anciens ont été écrits vers le Ier siècle ap. J.-C.

Le christianisme y a été introduit au premier siècle par Saint-Thomas, l'un des douze apôtres du Christ. Saint-Thomas a évangélisé la Syrie, la Mésopotamie et la Perse. Il s'est rendu ensuite aux Indes par la mer et est arrivé à Grangamore, un port de l'État du Kerala en l'an 52. Il a baptisé de nombreuses personnes de la haute caste et de la famille royale, qui formèrent alors le noyau de la première

[22] Sanskrit : langue indo-européenne de la famille indo-aryenne, encore parlée dans le sous-continent indien.

communauté chrétienne en Inde. Il a subi le martyre en l'an 72, tué à coups de lance à Mylapore, un quartier de la ville de Madras, sur la côte du Coromandel.

L'islam a été introduit au VIIe siècle par des marchands arabes. Il s'est développé après les conquêtes musulmanes des Indes, sous le sultanat de Delhi (1206-1520) et l'Empire moghol (1526-1858).

Voici ce que Dellon écrit à propos des religions :

« Ce serait une chose presque impossible, et même ennuyeux de rapporter exactement ici le nombre de Sectes et de Religions qui partagent le culte des Indiens. La foi du christianisme y fut plantée par Saint-Thomas et le bienheureux apôtre y scella de son sang la vérité qu'avançait, en a conservé jusqu'aujourd'hui toute la pureté vers la côte de Coromandel, et avant le commerce de ces peuples avec les Portugais, ils ne connaissaient que l'Évangile de Sant-Mathieu pour tout l'Orient, mais on leur enseigna les autres et ils furent agréablement surpris d'apprendre que tant de peuples éclairés adorent Jésus-Christ comme eux.
Ils diffèrent de nous en quelques cérémonies, mais l'essentiel est formidable [...]. La sévère Inquisition établie dans tous les lieux sujets à l'obéissance du Roi du Portugal si saine de nom et si terrible dans sa conduite n'a servi qu'à éloigner les peuples infidèles du Baptême de l'Église.
Quoique les chrétiens n'aient point l'exercice public de leur religion dans les terres des Mahométans, on ne leur défend pas de participer.
Il y a dans Sourate des chrétiens arméniens membres de l'Église Grecque Schismatique qui ont leurs temples comme les catholiques, les Anglais, Hollandais et autres nations de l'Europe, mais l'infidèle Mahomet y triomphe toujours et sa

secte est la plus nombreuse aux Indes [...]. Le Grand Moghol en fait profession et tous ses sujets à son exemple.
Tous les Gentils [...] sont divisés en plusieurs races, lignées ou sectes que les Portugais expriment par le mot de caste.
La plus remarquable de toutes est celle des Bramanes, Brahmanes, Bramenis ou Bragmane. Ce sont des prêtres obligés d'observer inviolablement l'usage de ne rien manger qui ait eu ou qui puisse avoir vie, ne se nourrissent que de légumes, de fruits et de laitages, et ne boivent rien qui puisse enivrer... »[23]

Le chapitre suivant traite d'une curieuse mais tragique coutume. Il s'intitule *« Comment les femmes indiennes se brûlent vives avec le corps mort de leurs maris »,* lors de la cérémonie du Sati[24]. Voici ce que rapporte Dellon :
« Les histoires des Indes apprennent que dans les premiers siècles ces pays furent gouvernés par des Princes Gentils, et que les femmes, ennuyées de voir trop vivre leurs maris, les empoisonnaient sans scrupule. Plusieurs de ces exemples obligèrent les Rois qui n'étaient pas exempts d'un pareil traitement de faire une Loi qui condamnait les femmes de quel qu'âge ou qualité qu'elles fussent à être brûlées avec le corps de leurs époux et pour rendre ce décret moins fâcheux, on y joignit l'intérêt de la Religion, permettant à ces infortunées une félicité parfaite après leur mort. Les brahmanes les faisaient honorer comme des petites divinités. La cérémonie se fait de cette sorte : on porte le corps du mort au lieu où il doit être consumé, les habitants de Sourate viennent ordinairement à une lieue de la ville, en montant la rivière dans un endroit qu'ils appellent Poulpara où il y a

---

[23] L'Hindouisme est actuellement la religion majoritaire en Inde, concernant environ 82 % de la population, les 18 % restants se partagent entre musulmans (12,2 %) et chrétiens (2,3 %).
[24] Sati est le nom d'un personnage féminin dans le *Mahablonata,* celui de la veuve qui s'immole sur un bûcher funéraire selon un rite hindou.

une des plus célèbres Pagodes de la Province, accoutumé dans ces occasions de s'approcher des temples et de l'eau, on conduit ensuite la veuve en triomphe, elle est sur un cheval ; couronnée de fleurs et parée qu'elle le peut, quantité de joueurs d'instruments l'environnent, ses parents et ses amis la suivent qui chantent pour témoigner la joie qu'ils ressentent d'avoir une héroïne dans la famille. »

Dellon poursuit :

« La première fois que je fus témoin d'une de ces tragiques cérémonies, j'en observais soigneusement toutes les circonstances. Celle qui se brûlait ne paraissait pas avoir plus de vingt ans, elle regarda avec une confiance surprenante tout le spectacle de sa mort, alluma le feu de sa propre main, et comme je m'étais placé fort près du bûcher, je vis qu'elle leva la tête de son mari, appuya son visage dessus, baissa son voile et mourut sans faire paraitre la moindre faiblesse[25]*. »*

Le chapitre suivant traite à la fois des temples et des habits des Indiens.

« Comme les Indiens sont de différentes religions, tous les temples ne se ressemblent pas. Les Mahométans de Sourate y ont édifié des mosquées magnifiques, il y en a plus de deux cents dans cette ville. Selon l'ordre de l'Alcoran[26]*, le vendredi est leur dimanche et dans ce jour consacré à leur dévotion, ils font régulièrement leurs prières et leurs aumônes.*

---

[25] La crémation est un rituel funéraire central dans l'hindouisme symbolisant la libération de l'âme et son passage vers l'au-delà. La cérémonie est effectuée en plein air sur un bûcher. La crémation intéresse actuellement les morts des deux sexes.

[26] L'Alcoran de Mahomet est la première traduction du Coran d'arabe en français, réalisée par André du Ryer et éditée en 1647.

Les pagodes des Gentils sont hors des villes et il n'y a que les plus riches qui en puissent avoir chez eux [...] tous les jours sont également dévots [...]....
Les Parsis qui, comme nous l'avons dit, n'adorent que le soleil et le feu, n'ont point d'autels ni de lieux destinés particulièrement à la dévotion. L'image du soleil était autrefois leur idole, mais depuis qu'ils sont sous la domination du Grand Moghol, ce culte leur est interdit.

Tous les sujets de prince portant le turban ; de quelque religion qu'ils soient avec un peu de différence. [...]. Les Mahométans et les Parsis ne rasent pas leurs barbes, tous les hommes portent des vestes qui ressemblent à nos casaques [...] Ils ont une espèce de caleçon étroit qui n'est point ouvert par devant et descend jusqu'au talon.
Les Gentils portent des manières de jupes. Pour les bas c'est un usage inconnu dans toutes les Indes et l'on n'y ni porte les souliers qu'en pantoufle.

Les femmes ont les plus beaux cheveux de monde dont elles prennent grand soin, les habits diffèrent très peu de ceux des hommes à la réserve de la coiffure ; elles portent des voiles pour couvrir le visage dans les rues, la propreté est chérie parmi elles et les effluves précieux répandus sur toute leur personne. On ne les voit pas librement et la jalousie est naturelle aux Mahométans qu'ils en prennent jusqu'à l'excès pour les moindres sujets qu'on leur en donne, et ceux qui n'ont jamais ouï parler de leur humeur, en comprendront aisément le caractère par l'exemple que je vais en rapporter ».

Résumons l'exemple que rapporte Dellon : le gouverneur de Sourate avait une femme très belle dont il voulait avoir le portrait. Il apprit qu'un jeune Français peignait fort bien et il demanda de le rencontrer. Le peintre demanda de voir la femme, mais l'Indien refusa. Il préféra renoncer au plaisir d'avoir son portrait. Dellon nous apprend que le libertinage et les vices règnent cependant chez eux et que les femmes savent tromper la plus active vigilance de leurs maris.

Dellon poursuit, concernant les femmes :

« Celles des Parsis et des Gentils [...] portent des bandes d'étoffe selon leur condition qui font le tour du corps, passent sur leurs têtes, et s'attachent à la ceinture, elles sont presque toutes belles, le commerce en est libre et elles se vouent ordinairement à Vénus, hormis les Brahmanes qui sont un peu plus modestes. Leur magnificence en bijoux est toute aussi grande qu'elles le peuvent, outre les colliers et les bracelets, elles portent aux pieds des anneaux [...], leurs têtes sont ornées de petites couronnes d'or, enrichies de pierreries, elles ont les oreilles percées et chargées de pendants et le nez où elles mettent une plaque d'or et d'argent, si grande que la moitié de leur visage en est couvert.
On ne peut rien voir de plus propre que leurs personnes, les riches se lavent chez elles, et les autres à la rivière depuis la naissance du jour jusqu'à la nuit [...]. »

Dellon quitte Sourate le 6 janvier 1670 sur *La Force* pour la côte de Malabar qui s'étend de Sourate au Cap-Comorin. Des postes de la Compagnie sont installés sur la Côte et Dellon, chirurgien de la Compagnie, est embarqué pour le chargement des épices avant le retour en France de *La Force*.

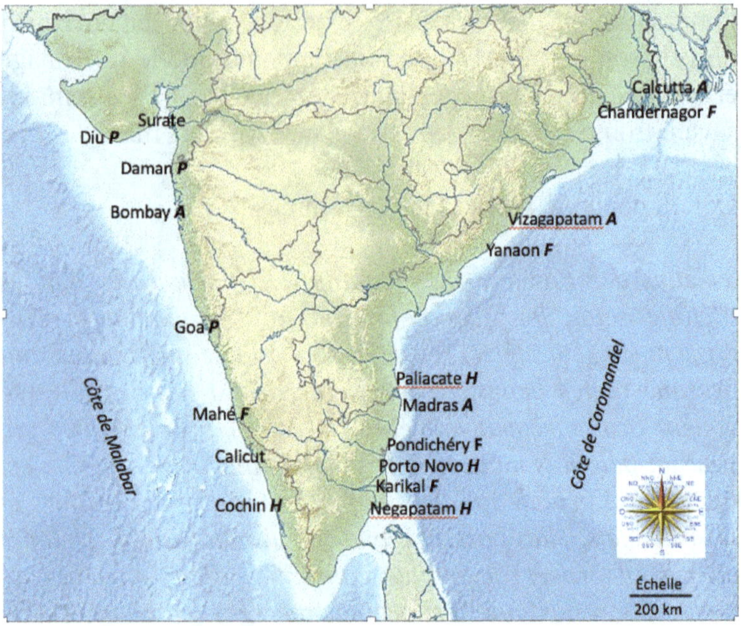

Figure 4 - Côtes de Malabar (Sourate, Daman, Goa, Calicut) et de Coromandel (Pondichéry) et leurs comptoirs (A = Angleterre, F = France, H = Hollande, P = Portugal) (*B-A Gaüzère, 2025*).

« Après trois mois de séjour à Sourate, je pus m'embarquer au port de Sonaly sur le Vaisseau La Marie *qui allait avec celui de* La Force *à Batieparan prendre le reste de la charge en épiceries.*

Nous sortîmes du port de Sonaly à la faveur d'un vent favorable le sixième janvier 1670 qui continua jusqu'à Rajapour… C'est un lieu situé dans les terres du Sevagy, un rebelle fameux qui a longtemps occupé le grand Moghol et le Roy de Visapout son maître.

On l'aborde par une rivière facile ; il y a un petit village sur la droite qui n'est habité que par des pêcheurs ; à quatre lieues au-delà, on trouve le village de Rajapour qui prête son nom à la rivière […]. Les Anglais y ont eu autrefois une

habitation, mais les Indiens les en chassèrent. Notre Compagnie s'y est établie depuis peu, elle y a une belle maison et un grand jardin proche d'un bain, d'où il sort une fontaine d'eau chaude... Les montagnes et les forêts du voisinage sont pleines de singes, que l'on retrouve dans les terres du Sevagy [...]. Lle commerce de Rajapour consiste en salpêtre et en tuiles, mais surtout en poivre qui s'y recueille abondamment.
Servagy est un prince puissant [...], il règne aujourd'hui presque depuis Sourate jusqu'à Goa, excepté quelques villes maritimes qui appartiennent aux Portugais.

En continuant notre route, nous passâmes près des forteresses qui sont à l'entrée de la rivière de Goa [...] et nous arrivâmes devant Mirfeou le quatorzième de janvier mouillant l'ancre le même jour à l'embouchure de la rivière.
Mirfeou est dans le royaume de Visapour, environ à dix-huit lieues au midi de Goa où notre Compagnie a un magasin pour le poivre [...] La première chose que l'on trouve en montant la rivière, c'est le bourg et la forteresse de Mirfeou. Le Gouverneur de cette place était Persan, extrêmement civil et s'appelait Cojabdella.

Dellon raconte la réception au château du gouverneur, la troupe des danseuses, les feux d'artifice, le repas où le couvert était mis à terre selon l'usage du pays, avec une infinité de mets.

Nous partîmes de Mirfeou le dix-neuvième du mois et le vingt-deux, nous arrivâmes à Baliepatan où nous trouvâmes une quantité de poivre suffisante pour achever notre chargement. Baliepatan est du royaume de Canavor dans la côte de Malabar [...]. Le bourg de Baliepatan n'est qu'à une lieue de la mer, d'une grandeur considérable, habité par de riches marchands mahométans.

Le vaisseau La Force *arriva quelques jours après le nôtre et l'on fit diligence pour les dépêcher ensemble ; ils partirent le premier jour de février, et firent voile vers l'Ile Dauphine où ils devaient prendre François de Lopès de Montdevergues (?-1672), gouverneur de Fort-Dauphin depuis 1667, pour le ramener en France ».*

Description de la côte de Sourate au Cap-Comorin

« C'est là que les peuples prennent le nom de Malabares ou Malavares. Cette côte a plus de deux cents lieues de long et est divisée en plusieurs royaumes dont les princes sont Gentils... Le plus puissant de tous est celui de Canonor... Le Samorin ou roy de Calicut lui est inférieur. Ils ne différent ni en mœurs, ni en religion ; ni en coutumes et ce qu'on dit du Roy de Canonor et de ses sujets peut servir pour tous les autres Malabares. L'air est bon par toute la côte... Le riz s'y recueille deux fois par an, elle abonde en excellents fruits... ».

Description de la flore

Suit une longue description du coco, ou plutôt de l'arbre qui le porte, du jacque[27] et de la mangue. Puis, Dellon décrit le poivre, la cardamome, la cannelle et le bétel.

« Quoique le poivre vienne en plusieurs pays, il croît plus abondamment depuis Rajapour jusqu'au Cap-Comorin que partout ailleurs. Le plus gros vient de Visapour et de Camara, celui des terres de Malabar, c'est-à-dire depuis le mont d'Eli jusqu'à l'extrémité méridionale de la côte, et plus petit, mais il produit davantage, et toutes les nations

[27] Jacque ou jacquier : fruit originaire de la côte occidentale de l'Inde qui a la particularité d'avoir une chair fibreuse qui rappelle la texture de la viande. C'est le plus gros des fruits poussant sur un arbre.

s'en fournissent en ce pays pour le transporter dans les leurs.

La cardamome[28] *est recueillie au royaume de Canonor sur une montagne à six ou sept lieues de la mer et est le seul endroit du monde où l'on en trouve [...]. On en transporte dans toute l'Inde, en Perse, en Arabie où les peuples ne mangent point de riz à leur goût, si la cardamome ne l'assaisonne et tout se consomme en Orient à la réserve du peu qu'il en faut en Europe pour la médecine. Il se vend trois fois plus cher que le poivre.*
Il y a aussi de la cannelle sur cette côte, mais moins bien bonne que celle de l'Ile de Ceylan...

La cardamome verte a été découverte en 1514 par les marins portugais. C'est une plante herbacée avec des tiges de 2 à 5 m de hauteur à longues feuilles de couleur vert foncé, des fleurs, des fruits à capsule ovoïde contenant des graines ovoïdes brun foncé à noir. Elle doit être différenciée de la cardamome noire originaire du Népal.

[28] La cardamome qui ne pousse qu'en Inde, est une plante herbacée vivante à rhizome. Le fruit séché qui se présente sous la forme d'une capsule vert gris donne l'épice. Connue en Inde depuis la période védique av. J.-C. elle a été importée par les Portugais en Europe avec le poivre, le gingembre et la cannelle. Elle était utilisée dans la médecine ayurvédique pour traiter les infections des dents et des gencives, la congestion des poumons, les douleurs de l'estomac et comme antidote contre les venins de scorpions. On lui prête également des vertus stimulantes, euphorisantes et aphrodisiaques.

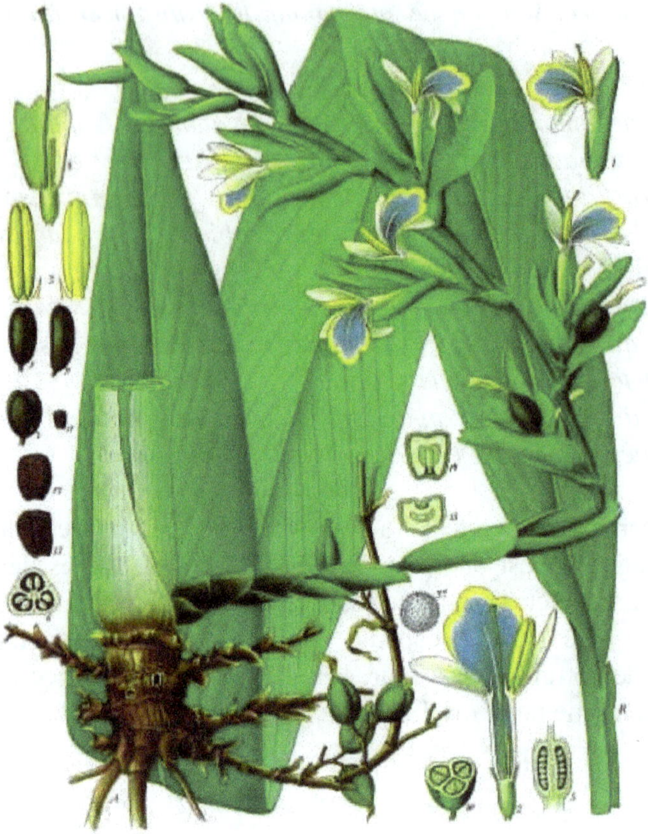

Figure 5 - Cardamome verte
(*Par Franz Eugen Köhler, Köhler's Medizinal-Pflanzen - List of Koehler Images, Domaine public, Wikipedia*).

Dellon décrit le bétel :
« Le goût en est aromatique, fort agréable et la couleur naturelle verte, on en fait blanchir sans perdre leur fraîcheur en les enfermant dans des petits coffres en bois, et les arrosant

une fois le jour, on ne les mâche point sans arecque[29] *: c'est un petit fruit qui ressemble à une noix verte, dont on fait pourrir l'écorce en la mouillant. L'arecque a un goût piquant qui fait cracher. Pour s'en servir avec le bétel, on met environ gros comme un pois de chaux éteinte et molle, sur trois ou quatre feuilles de bétel avec la quatrième partie d'une arecque, et l'ont fait ensuite un petit paquet du tout qui se peut mâcher longtemps. Il y en a qui ajoutent à cela quelques gouttes de cardamome, un clou de girofle et un peu de cannelle pour en rendre le goût plus agréable.*
Le bétel [...] a une vertu particulière pour soulager de la pierre, c'est ce que j'ai expérimenté moi-même sur plusieurs de mes amis. Les Européens accoutumés à l'air des Inde ne se peuvent non plus se passer de bétel que ceux du pays.

Le Malabar produit encore de toutes formes de légumes et quantité de fleurs [...] Mais les Malabares sont moins curieux de fleurs que les Mongols et leurs femmes se contentent de se frotter d'huile de coco, sans rechercher d'autres parfums quoi qui y en ait dans leur pays.

Description de certains animaux remarquables

Dellon traite ensuite des animaux, des perroquets, des éléphants, des tigres, des jacards, des buffles, des couleuvres et des singes. Il traite particulièrement de l'éléphant, dont il décrit les principales caractéristiques, dont la trompe.

« L'éléphant doit tenir le premier rang entre les animaux à quatre pieds [...]. C'est le plus grand des animaux

---

[29] La noix d'arec, également improprement appelée noix de bétel, est le fruit de l'*Areca catechu*. Elle contient une graine qui est consommée fraîche ou après traitement dans l'eau bouillante ou après séchage. Elle sert à fabriquer une « chique de bétel », une préparation à mâcher avec la feuille de bétel.

terrestres [...]. Rien n'approche de l'intelligence et de la mémoire de l'éléphant [...]. On appelle ceux qui conduisent les éléphants, cornacs. Ils se placent sur le col où ils se tiennent fermement sans avoir besoin de bride, ils portent deux crochets de différentes grandeurs ; le plus petit sert d'éperon et il s'en sert en frappant l'éléphant à la tête pour le faire marcher [...], le grand crochet n'est que pour le retenir quand il est en furie ou en chaleur et que le petit ne suffit pas [...].
Les marchands en louent et s'en servent pour tirer les barques et les vaisseaux à sec quand ils veulent les radouber. Ces animaux qui font voir la grandeur et la magnificence des princes, servent aussi aux Brahmanes à porter des statues de leurs dieux aux jours de fête et il y a des pagodes qui en entretiennent un certain nombre destinés à cet usage.

De tous les pays orientaux, le Malabar est celui où l'on trouve le plus de tigres. Ce sont des animaux fameux par leur cruauté. Il y en a trois sortes et ils se distinguent par la grandeur. Le plus petit est comme un gros chat ; le tigre de la seconde espèce est gros comme un mouton ou un petit veau, c'est le plus commun de tous et celui désole les animaux domestiques et ravage le pays.
Le tigre de la dernière espèce est grand comme un cheval et les Portugais l'appellent tigre royal. Je n'en ai jamais vu de vivant...
Le jacard[30] *ou adive est grand comme un chien, ressemblant au renard par la queue et au loup par le museau. La nuit, ils vont par troupe, dévorent les enfants et fuient les hommes.*

---

[30] Jacard : il s'agit du chacal doré. Les Portugais le nomment « adive » et les Malabars « jacard ». Il ressemble au chien en grandeur et en figure, avec une queue de renard et un museau de loup. Il a un cri plaintif : on dirait que c'est un enfant qui pleure. Il chasse les poules. On l'enfume dans sa tanière.

Les chiens leur font la guerre et les éloignent des maisons, ils précèdent ordinairement le tigre qui les épargne pour attirer les chiens et les dévorer. Les Indiens qui connaissent cette ruse ont soin d'enfermer ceux qui gardent leurs maisons lorsqu'ils entendent crier un adive.
On y voit quantité de civettes. C'est un petit animal à peu près fait comme un chat. On en fait un grand trafic à Calicut.

Il a beaucoup de singes au Malabar, mais beaucoup moins qu'aux autres parties de l'Inde Les Gentils orientaux regardent cet animal comme un homme raisonnable qui s'empêche de parler pour éviter le joug du travail [...]. »

Dellon parle longuement des couleuvres et très peu des crocodiles. Il mentionne les couleuvres, classiquement inoffensives, et en particulier de la couleuvre verte, dont le mode d'inoculation du venin diffère en Inde du mode classique par la morsure et l'inoculation du venin. Nous n'avons pas trouvé mention de ce serpent dans le livre de Lucien Giboin[31], auteur du premier livre en langue française qui traite des serpents de l'Inde. L'auteur mentionne 330 espèces de serpents représentées en Inde sur les 1 700 espèces réparties dans le monde. D'après lui, les serpents dangereux y sont les vipères, les cobras, les kraits ou bongares ; les serpents corail, les serpents de mer.

« Il se trouve des couleuvres partout le monde, mais celles des Indes, et particulièrement de la côte de Malabar, sont trop singulières pour ne pas s'y arrêter que légèrement ; je doutais longtemps des histoires que l'on m'en faisait, mais enfin, je fus convaincu par expérience et rien n'est plus certain que ce que j'en dirais.

[31] Giboin L. *Les principaux serpents de l'Inde. Étude suivie d'une notice sur les scorpions.* École de médecine de Pondichéry, 1948, 153 p.

Il y en a de grosses comme le doigt, longues de cinq ou six pieds et de couleur verte qui sont d'autant plus à craindre qu'on les distingue difficilement sur les herbes et les buissons, elles ne fuyent point le monde et s'élancent sur les passants, cherchant presque toujours les yeux, le nez et les oreilles pour s'attacher. Ce n'est point par des morsures qu'elles empoisonnent, mais elles ont sous le col une vessie pleine d'un venin subtil qu'elles répandent où elles s'attachent et l'injection en est si mortelle qu'il n'y a jamais de remède et que ceux qui en sont infectés expirent en moins d'une heure. Comme elles sont nombreuses et difficiles à remarquer, les personnes considérables se font précéder de leurs domestiques quand elles voyagent, en frappant les buissons et les branches pour écarter ces insectes dangereux. J'ai connu un Indien chrétien, qui allait du Basar de Balieparan au Pagode du même lieu, accompagné d'un Gentil, lui vit entrer tout d'un coup une de ces couleuvres vertes, par un côté du nez et sortie de l'autre, où elle resta suspendue, et le payen en mourut sur le champ.
Il y en a d'autres que les Indiens appellent nalle bambou, c'est à-dire bonne couleuvre et les Portugais cobra capel[32] *parce qu'elle a une peau grande comme la main qui lui environne la tête, faite en forme de chapeau émaillé comme le reflet de son corps de couleurs fort vives et agréables à voir ; quoique la piqûre de celle-là soit mortelle, elle n'est pas sans remède.*
On ne peut trop s'étonner de l'aveuglement des Gentils à l'égard de ces animaux, tous les reptiles leur sont en vénération, mais particulièrement la couleuvre [...]. S'il s'en trouve dans leurs maisons, après des prières, ils tâchent de les attirer dehors en leur présentant à manger, sans employer la violence et si la couleuvre s'obstine à demeurer, on fait

[32] Le terme cobra est un emprunt au portugais qui désignait *la couleuvre à capuche* en raison de l'élargissement caractéristique de son cou.

des supplications éloquentes comme si c'était quelque personne raisonnable.
Le secrétaire du prince fut mordu par une, dans le temps que j'étais en ce pays, elle était grosse comme le bras, et longue de huit pieds, comme ce malheur arriva dans la campagne, ceux qui accompagnaient cet officier prirent la couleuvre, et la portèrent dans un pot chez le prince, on fit aussitôt appeler les Brahmanes qui la supplièrent respectueusement de ne point permettre que celui qu'elle avait blessé perdit la vie, puisqu'il était utile au roi. Le prince ajouta que s'il mourait, il la ferait brûler, mais les prières et les menaces ne servirent à rien, le secrétaire expira [...].

Si les Gentils se sont imposé la loi de ne pas tuer de couleuvres, cela n'est pas défendu aux Chrétiens ni aux Mahométans. On en trouve souvent dans les maisons et j'en ai vu jusque dans nos lits. Je dirais ailleurs les remèdes dont on se sert pour guérir leurs morsures.

Les couleuvres de la plus extraordinaire espèce sont de 10 pieds de long et si grosses qu'il leur est facile d'avaler un homme [...]. On n'en voit guère que dans des déserts et s'il en vient auprès des villages ou sur les bords de la mer, ce n'est qu'après des débordements de rivières qui les entraînent. Je n'ai jamais vu de celles-là que mortes, et l'on dirait d'un gros tronc d'arbre renversé. J'ai ouï dire à un Chrétien qui avait été Gentil, que travaillant à la terre au temps de la récolte du riz avec tous ceux de la maison, un petit enfant qu'on y avait laissé malade sortit et se coucha sur des feuilles auprès de la porte, où il s'endormit jusqu'au soir ; ceux qui revenaient des champs fatigués du travail ne songèrent pas d'abord à lui, mais l'ayant entendu plaindre, ils attribuèrent ces plaintes à son indisposition et attendirent que leur souper fût prêt pour le faire entrer, cependant ces cris continuant, quelqu'un sortit et vit une de ces grandes

couleuvres qui avait déjà plus de la moitié du malheureux enfant dans le corps ; il est aisé de s'imaginer le trouble qu'un accident si funeste jeta parmi ceux qui en furent les témoins, et que la nature intéressait, on n'osait irriter le reptile de peur qu'l n'achevât de dévorer l'enfant et de mille moyens différents que chacun proposa, on choisit de couper la couleuvre d'un coup de sabre. Le plus adroit en fit heureusement l'exécution, mais comme l'animal ne mourut pas d'abord pour être séparé en deux, il serra le petit corps et l'infecta de son venin, en sorte que l'enfant expira peu de moments après.
Nous entendîmes une fois crier une adive, que tout le bruit des chiens ne faisait pas fuir, et nos gens étant sortis avec de la lumière virent une couleuvre qui l'avalait en l'ayant apparemment surprise endormie ; on tua l'une et l'autre et la couleuvre pour n'avoir que dix pieds était d'une grosseur suffisante pour engloutir l'adive. »

Description des peuples de la côte de Malabar et de leurs coutumes

« Les habitants du Malabar sont bien faits, presque tous noirs ou fort bruns. Ils laissent croître leurs cheveux fort longs et ne manquent pas d'esprit, mais ils le négligent ne s'adonnant ni aux sciences ni aux arts, leur grand penchant est à la trahison, c'est une bagatelle parmi eux de violer la parole.

Les Mahométans passent pour les plus infidèles, mais les Gentils ne sont guère de meilleure foi. Ces derniers sont originaires du pays, et par conséquent, plus puissants que les autres ; on les divise par lignées. La première est celle des princes : les Nambouris ou grands prêtres composent la seconde ; les Brahmanes sont de la troisième et les Nahers ou nobles la quatrième. Ceux-là, qui naissent seuls avec le

privilège de porter les armes, ne peuvent embrasser le parti du commerce sans déroger et ce n'est que par là ou par le changement de religion qu'ils perdent leur noblesse. Les Tives sont ceux qui cultivent la terre et recueillent le tary, on leur souffre des armes, mais ce n'est que par grâce. […]. Les Moconas ou pêcheurs ne peuvent habiter que les bords de la mer et ne vivent que de la pêche ; on les tient indignes de la guerre… Les Manats ou blanchisseurs composent une autre lignée, aussi bien que les Chers, c'est-à-dire les tisserands, et les tireurs d'huile. Les Pouliars sont les derniers et les plus vils de tous, ils demeurent vagabonds parce que tout le monde les rebute, et ce sont eux dont les autres se servent pour veiller à la garde du riz.
Il n'y a que les lignées qui sont au-dessous des Nahers qui puissent obliger ceux qui les approchent à se purifier… Lorsqu'un Nambouri, Brahmane ou Naher trouve un Pouliar dans son chemin, il lui crie d'aussi loin qu'il le voit de s'enfuir et s'il n'obéit assez promptement, il peut l'y contraindre à coups de mousquet ou de flèche, étant libre de tuer ces misérables pourvu qu'ils ne soient pas dans un lieu privilégié.

Les Nahers sont les nobles et les plus honnêtes gens du pays… Le temps a établi une loi dans tous les royaumes de la côte de Malabar, qu'il faut indispensablement observer, c'est qu'aucun étranger ou d'autre religion que Gentil, ne peut y voyager sans être escorté d'un ou plusieurs Nahers, et cette précaution est nécessaire et le prince ne venge jamais ceux qui y ont manqué. Quand des étrangers veulent passer d'un royaume à l'autre, les Nahers de celui où ils sont ont soin de leur en chercher de l'endroit où ils veulent aller… Ces gens ont une qualité qu'on ne peut trop louer, c'est qu'ils ne trahissent ni n'abandonnent jamais ceux qu'ils conduisent. S'ils prennent un homme sous leur protection, ils se font infailliblement tuer avec lui, et ce serait une lâcheté parmi eux que de lui survivre…

Ceux des lignées les plus élevées n'ont aucun commerce avec leurs inférieurs. Ils observent régulièrement l'ordre des alliances et s'étendent jusqu'au commerce avec des femmes. Un homme peut en épouser une de son rang ou de celui qui lui est immédiatement inférieur, avoir une intrigue amoureuse avec elle, mais non pas quand elle est d'un rang plus élevé, et l'un et l'autre mérite la mort quand il est convaincu de contrevenir à cette loi, excepté les femmes des races des Nambouris ou Brahmanes qui sont seulement conduites au prince quand on les surprend en des fautes de cette nature. Il peut les vendre en qualité d'esclaves et comme ce sont ordinairement les mieux faites du Malabar, les étrangers s'empressent de les acheter…
Quand un homme inférieur à une femme est convaincu d'en être favorisé, on les conduit les fers aux pieds chez le prince jusqu'à l'exécution de la loi…

Il n'y a point de prison dans le Malabar, les prisonniers sont peu gardés et on ne fait que leur mettre les fers aux pieds jusqu'à la mort ou la liberté. Toutes les causes civiles ou criminelles sont plaidées devant le prince… C'est le prince qui prononce l'arrêt. Il n'y a pas de bourreaux, ce sont les Nahers de la garde qui en servent ordinairement.

Dans chaque royaume de la côte de Malabar, lorsque le roi vient à mourir, le plus ancien prince lui succède, sans qu'il n'y ait jamais d'opposition… Ceux qui parviennent à cette dignité choisissent celui de leurs sujets qui a le plus d'intelligence pour le faire lieutenant-général et lui abandonner le soin des affaires considérables. »

Dellon poursuit l'étude des coutumes du Malabar. Il traite dans le même chapitre du mariage, des habits, des pagodes, des idoles, des armes, des Mahométans.

« Les Princes, les Nambouris, les Brahmanes ou les riches Nahers ont une femme à eux seulement, qu'ils tachent par un traitement doux à ne pas chercher d'autre mari. Cependant, ils ne peuvent l'empêcher quand le cœur est inconstant, pourvu que ce ne soit pas un homme au-dessous d'elle. Les femmes des Gentils Malabares ont le droit d'avoir autant de maris qu'il leur plaît... Cette liberté de prendre tant de maris et de les quitter quand on veut, fait que les enfants ne connaissent parfois jamais leur père... La pluralité des maris exempte ces Indiennes du cruel usage de se faire brûler vives avec le corps mort de leurs maris, comme font ailleurs celles qui n'en ont qu'un. »
« Il y a peu de différences entre les habits des hommes et des femmes Malabares... Ils sont nus jusqu'à la ceinture... Ils se ceignent d'un morceau de toile sur les genoux et ne portent ni bas ni souliers.
Toutes les femmes de qualité sont distinguées par des étoffes d'or et de soie, mais au contraire dans le Malabar, il n'y a que celles de basses conditions qui s'en servent, et les Nahers ni les autres qui sont au-dessus ne portent que de la toile de coton blanche.
Les plus opulents ont des ceintures d'or, des bracelets d'argent ou de corne dont ils se parent.
Les maisons sont généralement de terre, couvertes de feuilles de cocotiers... Ils ne brûlent que de l'huile de coco pour s'éclairer... On ne s'y nourrit que de riz. »

« Leurs pagodes sont magnifiques ; on en couvre de cuivre, et même d'argent et il y a toujours auprès des bassins proportionnés à la grandeur du temple pour se purifier... Quoique les pagodes aient un revenu fixé, le peuple ne

laisse pas d'y apporter tous les jours des offrandes que les Brahmanes reçoivent pour les présenter à leurs dieux. C'est un crime irrémissible que de répandre du sang dans les plus innocentes occasions, on n'épargne qui que ce soit, et si quelque coupable s'éloigne pour éviter la mort, on exécute le plus proche de ses parents.

Outre les idoles des Gentils qui ne représentent rien de ce qui est dans le monde, ils en ont de ces animaux que j'ai dit qu'ils adorent. Mais leurs plus profonds respects sont pour le soleil et la lune. Ils se réjouissent quand elle est nouvelle et font un grand bruit quand elle s'éclipse, pour chasser, disent-ils, le dragon qui la veut dévorer. Ils saluent les dieux et les rois de la même manière, eu ont tant de vénération pour la vieillesse, qu'un Naher quelque puissant qu'il soit n'est jamais assis devant un plus âgé que lui, quand il serait son ennemi.

Les Malabares qui peuvent porter des armes s'en servent adroitement, on prend un soin particulier d'instruire la jeunesse pour cet exercice et les enfants ont à peine la force de marcher qu'on leur donne un arc et des flèches pour faire la guerre aux oiseaux. Ils se servent de la lance, du sabre, et de l'arc...

Les Mahométans du Malabar descendent des étrangers qui s'y sont autrefois habitués pour l'utilité du commerce, parce que les Gentils et surtout les Nahers n'en peuvent faire aucun, tout ce qui entre au pays et ce qui en sort leur passe par les mains. On appelle les villages où ils vivent bazars, c'est-à-dire marchés, les plus riches sont sur les bords de la mer ou à l'embouchure des rivières, pour la commodité des négociants qui sont ordinairement européens. »

La Compagnie part s'installer à Tilcery et y établit un comptoir sous la direction du sieur de Flacourt, assisté de Dellon.

« Comme nous étions fort mal logés à Balieparan et loin de la mer, dès que les vaisseaux La Marie *et* La Force *furent partis pour la France, nous sollicitâmes le Prince Omieri de nous marquer un autre endroit, ce qu'il accorda à la faveur de quelques présents ; il mena lui-même des nôtres dans une terre de son apanage, comme Talichere, que nous avons depuis nommée Tilcery, cette place est située à quatre lieues au midi de Balieparan et à trois de Cananore.*
Une belle rivière coule le long du bazar et va se jeter dans la mer à cent pas de là, elle est large, mais si peu profonde que des vaisseaux au-dessus de cent tonneaux n'y pourraient pas entrer...
Monsieur de Flacourt[33] *étant parti avec le Prince Onitri pour aller prendre possession de cette place, je restais à Baliepatan pour faire transporter tout ce qui nous appartenait à notre nouvelle demeure et je suivis les barques avec une escorte de Nahers. Nous passâmes la forteresse de Cananor et le village de Carfa sans rencontrer aucun Paros, mais en approchant de Trémeparan, nous en vîmes sortir un de derrière l'île qui venait droit à nous. On m'assura que c'était des pirates et pour éviter le danger de passer auprès d'eux, je fis entrer nos bateaux dans un petit ruisseau et les laissant en garde à nos gens, je fus à Tilcery par terre avec deux Nahers, où je trouvais le vaisseau la* Ville de Marseille... *Le vaisseau fut aussitôt chargé de poivre, de cardamome et de cannelle et partit pour Perse...*

L'endroit que le Prince Onitri nous avait donné ou plutôt vendu, est situé [...] à une lieue de Tremepatan, à trois de Cananor, à quatre de Balieparan et au midi de tout... On bâtit d'abord avec les matériaux du pays une maison pour

[33] M. de Flacourt : il ne s'agit pas d'Etienne de Flacourt mort en 1660.

nous loger et des magasins pour les marchandises que l'on fortifia afin d'éviter le vol [...]. Pour affirmer l'établissement de la compagnie à Tilcery, on fut obligé d'entretenir à la solde cent cinquante Nahers.
Quelque temps après le départ de Monsieur de Flacourt pour aller chez le Samorin, on vit paraître un vaisseau du côté du midi [...]. C'était Le Saint-François *appartenant à la compagnie [...]. Après avoir doublé le Cap-de-Bonne-Espérance, une cruelle tempête les avait battus [...] et le navire faisant eau de tous côtés, les officiers avaient fait vœu s'ils échappaient, d'aller visiter le corps de Saint-François-Xavier dans les lieux où il repose à Goa.*

Nous apprîmes que Monsieur Caron, directeur général, devait passer un peu chez nous, qui allait établir un bureau à Bantam, proche de Batavia. On parlait il y avait longtemps d'établir un bureau à Siririparan [...]. Et Monsieur Caron avant son départ laissa ordre à Monsieur de Flacourt d'en faire incessamment le voyage. Il me choisit pour l'accompagner [...]. Nous partîmes le 16 juin 1671 avec des guides et des Nahers ».

C'était la saison des pluies et le très mauvais temps amena Dellon à quitter Monsieur de Flacourt qui voulait, au péril de sa vie, poursuivre son chemin avant le retour de monsieur Caron. Dellon narre son aventure qui faillit très mal se terminer.

« À qui on n'avait rien ordonné et qu'aucun devoir n'engageait à faire ce voyage, l'intérêt de ma vie me fit résoudre à quitter Monsieur de Flacourt auquel je n'étais point utile, trouvant la commodité d'une rivière dont je pouvais gagner la mer, je me mis donc dans un canot refusant des armes, dont je ne croyais pas avoir besoin, quoique je n'eusse qu'un Maure maître du canot et son garçon avec moi, et

j'espérais aller coucher ce jour-là à Bagara [...] et je me croyais déjà à Bagara quand les pirates qui me virent, détachèrent un bateau pour venir à moi. Comme je savais que tout ce que ces gens-là prennent sur l'eau est à eux, je fis rondement gagner le rivage, mais j'y étais à peine, que le maître de mon canot et celui qui devait porter mes habits s'éloignèrent de moi, et me laissèrent à la merci des brigands qui abandonnèrent le canot pour me poursuivre. Ils me portèrent de coups tous à la fois et me forcèrent à m'embarquer avec eux... »

Dellon est prisonnier des pirates, menacé des fers aux pieds, mais la fortune voulut que le chef des pirates parlât du Samorin, dont il était le sujet et la loi lui interdisait de ne rien prendre à terre, ni même sur la rivière. Dellon ainsi fut libéré et partit pour Bagara où il trouva le canot qui l'avait abandonné. Un pêcheur lui apprit qu'un Français était au Bazar : c'était Monsieur de la Serre l'aîné qui revenait de Calicut.

« Nous partîmes ensemble le lendemain pour Tilcery qui n'était qu'à trois lieues. Mon retour y surprit tout le monde, et il y n'y eut personne qui ne me dit que j'avais eu raison de ne point exposer sans nécessité aux fatigues d'un voyage dangereux de toutes les manières ».

Dellon décide de s'installer en Inde

Séduit par l'Inde, Dellon, qui avait fait ce voyage dans le Malabar plus en qualité d'employé de la Compagnie qu'en qualité de médecin, décide, après son arrivée à Tilcery, de quitter la Compagnie et s'installer comme médecin à

Daman[34], une ville située à l'Est du golfe de Cambay, enclavé sur les côtes de l'État de Gujerat.

[34] Daman (*Damão en portugais),* occupée par les Portugais dès 1531, et cédée au Portugal en 1539 par le sultan du Gujarat. Comme Goa, Daman a été incorporée dans la République d'Inde en décembre 1961 après une courte guerre entre les Indiens et les Portugais.

Les maladies particulières aux pays orientaux et leurs remèdes, rapportés en Inde par Charles Dellon

Dellon traite d'abord des deux maladies dont souffrent les marins européens embarqués au Port-Louis pour les Indes[35].

Des vomissements de mer

« Le vomissement[36] est le premier des maux qui arrivent à ceux qui s'embarquent [...]. Ce mal, pour être commun, n'est pas toujours sans danger [...]. Pour éviter le vomissement, il sera bon de se purger avant que de s'embarquer [...]. L'on peut en diminuer la violence si l'on est déjà sur mer en gardant le repos et se tenant entre les ponts pendant les premiers jours du voyage, sans pourtant s'abstenir de boire et de manger à l'ordinaire, quand même on devait le rendre aussitôt, parce que l'on est bien moins fatigué en vomissant l'estomac plein que lorsqu'étant vide, il fait d'inutiles efforts, qui peuvent quelquefois causer de très dangereuses hémorragies.
L'on doit aussi dans les commencements de se nourrir, s'il se peut, de viandes et de bon suc et de faible digestion, boire peu de vin et se priver entièrement d'eau-de-vie. »
Que de bons conseils…

---

[35] Dellon Ch., *Traité des maladies particulières aux pays orientaux et dans la route et de leurs remèdes, 1685, pp. 1-67.*
[36] Le lecteur reconnaît ici le mal de mer.

Du scorbut ou mal de terre

« Le scorbut, que nos mariniers appellent mal de terre, est le plus cruel de ceux qui affligent les voyageurs [...]. Il est contagieux, et celui qui le contracte en mer ne le guérit jamais que sur terre ».
C'est sans doute parce qu'il guérit à terre que Dellon a appelé le scorbut de mer 'mal de terre'.

« Les causes ordinaires de cette maladie sont l'air sec et brûlant de la mer, les aliments salés [...], le chagrin qui suit presque toujours ceux qui font de longues routes, la soif que l'on souffre assez souvent, lorsqu'on a plus de besoin de boire et le peu de soin que les matelots ont de se tenir propres ».
Sa description des symptômes du scorbut est classique, en particulier la corruption[37] des gencives, bien connue depuis l'expédition de Vasco de Gama à Calicut en 1498.
Suivent des conseils pour éviter ce mal : prendre garde de n'embarquer que de bonnes victuailles, tenir le vaisseau bien propre, faire provision de jus de citron, de verjus[38], confitures, et fruits secs, particulièrement de pruneaux.

Quant aux conseils de Dellon concernant le traitement, certains sont très nocifs comme les saignées qui ne peuvent qu'aggraver l'état des marins, d'autres sont utiles comme l'ingestion du jus de citron et de se laver soigneusement la bouche [...], de descendre les malades à terre dans un pays chaud, ou dans la saison de l'été.

---

[37] Corruption des gencives : gonflement, hémorragies et perte de substance des gencives, favorisée par le manque d'hygiène bucco-dentaire, sur fond de carence en vitamine C lors du scorbut.
[38] Verjus : jus acide extrait de raisins ayant mûri imparfaitement ou n'ayant pas mûri (dits aussi raisins verts).

Le scorbut de mer a fait son apparition parmi les équipages à la fin du XVe siècle sur la route des Indes[39] après quatre mois de mer sans escale, faute de fruits et de légumes frais, naturellement riches en vitamine C.
Ce qu'écrit Dellon n'apporte rien aux connaissances sur le scorbut à la fin du XVIIe siècle, mais a l'intérêt d'insister sur la prise de jus de citron tant pour la prévention que pour le traitement.

Les autres maladies décrites par Dellon sont des maladies contractées aux Indes atteignant les autochtones, mais aussi les expatriés.

Des maladies des Indes et premièrement des fièvres

« Les fièvres malignes sont rares dans les Indes. Les simples continues sont plus fréquentes. Entre les intermittentes, les tierces et doubles tierces sont les plus communes, leur guérison est difficile et presque jamais elles ne sont sans danger ». Il s'agit de fièvres paludéennes.

Dellon qui a une piètre opinion des médecins locaux – les médecins Gentils que l'on appelle pandires – qui sont sans étude, sans science et sans aucune lumière de l'anatomie, écrit que, vu la longue expérience qu'ils ont du pays, ils réussissent cependant souvent mieux que les médecins étrangers et que ceux-ci sont obligés de suivre leurs méthodes. Ils ne donnent pour boisson que de l'eau simple et pour nourriture que du *cangé*, qui sera fait de la manière suivante...

« L'on fait bouillir une demi-livre de riz dans quatre ou cinq pintes d'eau, jusqu'à ce que le riz soit bien crevé, ce qui

---

[39] Aubry P, Gaüzère B-A. Le scorbut de mer. In *François Martin, Voyage d'un apothicaire de Vitré aux Indes orientales 1601-1603. Op. cit.*

arrive dans moins d'une heure. L'on passe alors le tout à travers un linge, exprimant fortement le riz pour en tirer toute la substance, et cela devient en consistance d'une bouillie claire. L'on donne de ce cangé aux malades cinq ou six fois par jour, environ une petite écuelle à chaque fois, le faisant chauffer quand on le doit prendre, et y mettant un grain de sel pour y donner un peu de goût [...]. Les pandires ne donnent à leurs malades que du cangé et du riz fort cuit sans sel avec également du lait caillé aigri qu'ils prétendent être un remède souverain pour ce mal et duquel cependant, je n'ai vu que de funestes effets ».
Si la fièvre est continue, l'on ne donne que du cangé aux malades ; si elle est intermittente, on lui permet de manger au temps du repos, un peu de pain et de confitures, mais jamais de viande ni d'œufs, sinon après que la fièvre a entièrement cessé et qu'il n'y a plus de récidive à appréhender ».

Dellon parle des traitements appliqués aux fièvres : les saignées qui sont fort utilisées dans les Indes et les lavements qui sont forts en usage. Les pandires ajoutent du poivre dans le *cangé* qu'ils donnent à leurs malades.
« Les pandires voyant un fébricitant rendre les urines blanches assurent aussitôt que la fièvre procède de cause froide et sans avoir égard au délire de la phrénésie[40]*, qui sont ordinairement arqués par ces sortes d'urines, ils donnent du poivre aux malades dans leurs cangés et leur en appliquent en quantité sur le tête pour réchauffer le cerveau qu'ils disent être refroidi, n'ordonnant la saignée qu'après que les urines paraissent colorées ; aussi puis-je affirmer que de ceux qui entrent en délire avant que d'avoir été saignés, qui font des urines de cette sorte, l'on en voit rarement en*

[40] D'après le dictionnaire de l'Académie française : égarement d'esprit, aliénation d'esprit, fureur violente. Tomber en frénésie. Être en frénésie. Accès de frénésie. Il lui a pris une frénésie. Entrer en frénésie.

échapper, s'ils n'ont le bonheur de tomber entre les mains de quelque Européen qui raisonne plus juste que ces Gentils [...].

En ce qui concerne la saignée, Bernier[41] avait déjà constaté que les médecins hindous répugnaient à l'employer sauf *« dans une grande et évidente nécessité comme quand on appréhende quelque transport au cerveau, ou qu'on remarque quelque partie considérable enflammée comme la poitrine, le foie ou les reins [...].* Mais il ne s'agissait pas de la saignée telle qu'elle était pratiquée en France, les Gentils se refusant d'utiliser la lancette. Ils se servaient de toutes sortes de ventouses, le lieu de la saignée étant déterminé par le malaise.

Dellon juge la médecine indienne peu savante. La médecine traditionnelle indienne ou Ayurvéda remonte à la période védique (IIe millénaire av. J.-C.). La principale voie de transmission du savoir a été orale, la langue utilisée étant le sanskrit. Ce système est tombé en désuétude pendant plusieurs siècles à la suite des invasions musulmanes à partir du VIIIe siècle.

Du mordechi

« La maladie que les Orientaux appellent mordechi[42] n'est proprement qu'une indigestion, elle est fréquente dans les Indes où les chaleurs et les sueurs continuelles rendent les

---

[41] *Voyages de François Bernier, contenant la description des États du Grand Moghol... Op. cit.*

[42] Le mordechi ou mordexin est un mot chinois qui a passé en médecine par lequel on désigne une espèce de *choléra morbus* qui est fréquente à la Chine, à Goa et dans le Brésil. Le choléra morbus est un ancien terme pour désigner une gastroentérite aiguë sévère d'origine inconnue (Keraudren P.F. *Du choléra morbus de l'Inde ou Mordéchi.* À Paris, de l'Imprimerie Royale, 1824, 43 p.).

estomacs débiles, elle n'est pas pour cela moins dangereuse et l'on en voit très souvent mourir des personnes en peu d'heures, si elles ne sont pas promptement secourues. Les excès de boire et du manger et les aliments de difficile digestion, pris particulièrement le soir, sont les causes ordinaires de ce mal. Ses signes sont une grande altération, douleur de tête, inquiétudes, fièvres, délire, flux de ventre et vomissements, le pouls est fort et inégal, les urines rouges ou blanches, mais toujours claires, tous ces signes ne se rencontrent pas toujours dans un même sujet, mais comme le mal est dangereux, il ne faut rien négliger aussitôt qu'on a lieu de le soupçonner.

Le premier et le principal remède que l'on fait à ceux que l'on croit ou que l'on craint être atteint du mordechi est de leur brûler les pieds en appliquant un fer rouge et délié comme une broche à travers sous le talon à l'endroit le plus calleux, l'y laissant seulement jusqu'à ce que le malade ait témoigné par ses cris qu'il l'a senti [...]. L'application de ce fer ne fait pas grand mal et pourvu qu'on ne soit pas empêché par d'autres raisons, l'on peut marcher après aussi librement qu'auparavant ; néanmoins, elle arrête la violence du mordechi, en dissipe souvent tous les accidents sur le champ et s'il arrive que la fièvre continue encore, elle peut être traitée sans danger avec les remèdes ordinaires.

C'est en cas de fièvre que les Indiens mettent beaucoup de poivre dans les cangés des malades, aussi bien que sur leur tête et ce n'est ordinairement que par ce régime et par la brûlure qu'ils la guérissent sans y employer la saignée qui serait infailliblement mortelle dans les commencements, et la purgation n'est mise en usage s'il arrive qu'elle soit nécessaire qu'après que la violence du mal est dissipée et qu'il n'y a plus du tout de fièvre ».

Dellon ajoute : « *Je ne doute pas que bien des gens ne trouvent bizarre cette manière de brûler les pieds et ne la méprisent peut-être, vu le peu de rapport qu'elle paraît avoir avec le*

mal, pour la guérison duquel elle est employée. J'ai eu les mêmes sentiments en arrivant aux Indes, mais il a fallu se rendre à l'expérience, et je l'ai pratiquée sur moi que sur beaucoup d'autres, toujours avec un heureux succès, après avoir la guérison de quelques personnes attaquées de ce mal, sans y employer de remèdes ».
Avec le recul facile de vivre au XXIe siècle, il s'agit d'un curieux traitement d'une gastro-entérite aigüe sévère !

Des flux de ventre

« Les flux de ventre, de toutes les espèces, sont fréquents, contagieux, de guérison difficile, non seulement dans les Indes, mais encore dans la route. Quoique les Indiens soient attaqués par ce mal, les Européens y sont plus sujets, et en guérissent plus difficilement à cause de leur excès de vin et d'eau-de-vie, qui ne sont pas en usage chez la plupart des Orientaux. Si la dysenterie est accompagnée de fièvre, ce qui arrive ordinairement, les pandires ne donnent à leurs malades que du cangé et du riz fort cuit, sans sel, avec une grande quantité de lait caillé aigri, ce qu'ils prétendent être un remède souverain pour ce mal, et duquel cependant je n'ai jamais vu que de funestes effets, ils réitèrent plusieurs fois la saignée, ne purgent point du tout, et ne se servent pas même de lavements anodins quelles que violentes que soient les épreintes[43] *ou les tranchées*[44]*, de crainte, disent-ils, d'augmenter le mal, ils n'emploient que des remèdes purement astringents, pour arrêter promptement le flux de ventre, sans remédier à la cause, et enfin comme les malades*

[43] Épreinte : (du latin *exprimere* = faire sortir en pressant) douleur abdominale à type de colique avec une contraction douloureuse et répétitive de la partie terminale du côlon et du rectum s'achevant par une fausse envie pressante et impérieuse d'aller à la selle.
[44] Tranchées : spasmes ou contractions plus ou moins fortes et douloureuses au niveau du bas-ventre, par analogie avec les contractions utérines post-accouchement.

tombent presque toujours dans une insomnie fâcheuse, par la véhémence des douleurs, ils leur donnent plusieurs prises d'opium[45]*, sans aucune préparation, en mettant jusqu'à dix grains pour chaque dose ».*

Dellon n'est pas satisfait des traitements administrés par les pandires, ni de ceux des Portugais qui rejettent entièrement le caillé et l'opium, pas plus que du peu d'effets de ses propres remèdes. Il écrit avoir eu le bonheur d'apprendre d'une personne qui était dans les Indes depuis plusieurs années un remède facile à préparer et à prendre avec lequel il a guéri un grand nombre de malades, mais sans nous fournir plus de précision sur la nature du médicament.

Des Esfalfados

« Esfalfados » peut se traduire par le mot « épuisé ».
« L'on trouve souvent dans les Indes de ces sortes de malades que les Portugais appellent, Esfalfados. Ce sont des personnes qui ont épuisé leurs forces aux débauches des femmes, ce qui n'est pas difficile dans un climat, où par les sueurs continuelles, il se fait une grande dissipation des esprits. Les Indiens qui sont plus modérés que les Portugais sont aussi plus rarement attaqués de cette incommodité [...]. Les signes en sont grande sècheresse, chaleur, altération, insomnie, nausée et fièvre continue, le pouls est inégal paraissant tantôt fort et élevé, et tout à coup si faible ; qu'on a peine à le trouver, les urines sont fort rouges, mais toujours claires. »

---

[45] L'opium a été un objet de commerce pendant des siècles, en raison de ses vertus sédatives. Il avait été introduit en Inde dès le IXe siècle par l'invasion des Arabes et des Perses islamisés et sous le régime des Moghols (1527 à 1707).

Le médecin doit soigneusement interroger son malade concernant sa conduite. Le traitement consiste à bien nourrir les malades et en une abstinence.

De la petite vérole (ou variole)

« L'on ne connaît point d'autre peste aux Indes que la petite vérole, elle y est contagieuse comme en Europe, et quoiqu'elle dût y être moins dangereuse, à cause que la chaleur ouvrant les pores facilite l'expulsion du venin, elle y fait néanmoins de plus grands ravages, par ce que les pandires n'ayant jamais la nature par aucun remède, elle succombe sous le poids des humeurs.
Ces Gentils étaient scandalisés de nous voir ordonner la saignée et les lavements avant l'éruption des pustules et quoi qu'ils en vissent un heureux succès, ils ne pouvaient se résoudre à imiter notre conduite.
Les Malabares sont plus cruels que tous les autres Orientaux envers ceux qui ont la petite vérole, et non contents de ne les pas secourir, crainte de gagner le mal, ils mettent les malades dehors et loin des maisons, les exposent sous quelque arbre, et n'en prennent point d'autre soin, que celui de leur porter tous le jours du cangé qu'ils laissent près d'eux sans le leur faire prendre, ne les touchant point qu'ils ne soient entièrement guéris et cela fait, comme on le peut aisément juger, que la plupart en meurent ».

La variole serait apparue vers le IVe millénaire av. J.-C. Son origine égyptienne est la plus probable. La variole aurait été exportée vers l'Inde par voie commerciale au cours du 1er millénaire av. J.-C. Elle est décrite dans les livres ayurvédiques. La première épidémie de variole décrite en Inde par les Européens est celle de l'enclave portuaire de Goa en 1545. Le traitement curatif ayurvédique passait par l'inoculation d'un « matériau varioleux » vieux d'un an, issu de pustules de personnes ayant contracté la variole au cours de l'année précédente.

Parmi les maladies pestilentielles, la peste n'est pas citée par Dellon, alors que François Martin (1634-1706), commis de la Compagnie qui avait été en poste à Sourate, à Golconde, à Masulipatnam, puis avait fondé le comptoir de Pondichéry, sur la côte de Coromandel, la mentionne dans ses mémoires. (*Mémoires de François Martin, fondateur de Pondichéry, Mémoires III, p. 7 » : la peste s'était jetée dans Sourate et l'on assure que cette maladie n'était pas connue jusque-là : il en était mort déjà plus de quatre mille personnes »*.

Des morsures de couleuvres

« Entre les couleuvres[46] *des Indes, quelques-unes sont si pernicieuses, que ceux qui sont infectés de leur venin, meurent aussitôt sans qu'il soit possible de les secourir : telles sont les vertes dont j'ai parlé dans ma Relation du Malabar. Le poison des autres étant plus lent, donne le temps d'y remédier. L'on se sert dans l'Inde d'une pierre*[47] *que l'on dit se trouver dans la tête de quelques couleuvres, et que pour cette raison on appelle en Portugais « Pedra de cobra ou Pierre de couleuvre » que l'on applique sur la plaie, où elle s'attache, sans qu'il soit besoin de l'y faire tenir, et*

---

[46] Pour Dellon, le terme de couleuvre (classiquement inoffensives pour l'homme) recouvre également les serpents dont les morsures peuvent être fatales pour l'homme.

[47] La pierre noire est un fragment d'os torréfié en milieu réducteur, ce qui lui confère des propriétés absorbantes. Placée sur la morsure, selon une croyance ancienne, elle absorberait le poison. Dans *Venins de serpent et envenimations*, Jean-Philippe Chippaux, écrit : « Les systèmes d'aspiration instrumentale ont fait l'objet d'études expérimentales qui ont montré leur faible efficacité. Le venin se diffuse très rapidement dans l'organisme et l'action locale de l'aspiration est trop limitée pour avoir un rendement suffisant. »

lorsqu'elle est imbibée d'autant de poison qu'elle peut en contenir, elle tombe d'elle-même, on la met dans du lait, où elle se décharge, de ce qu'elle a attiré, et l'on continue ainsi à l'appliquer, jusqu'à ce qu'elle ne tienne plus d'elle-même, ce qui marque qu'il n'y a plus de danger [...]. Lorsqu'on n'a pas une bonne pierre, et qu'on a été mordu par une couleuvre, il faut promptement scarifier la partie, puis tirer le sang avec un cornet et une ventouse, mettre sur la plaie des remèdes propres à attirer continuellement le venin au dehors, la laisser longtemps ouverte, faire diète, mettre toujours du jus de citron dans ce que l'on mange, boire du bon vin, et user fréquemment de la poudre de vipère si l'on en a ; ce sont là, ce me semble, les meilleurs cordiaux dont on peut user en ces occasions ».

C. Biron[48] confirme, contre les sceptiques, l'action des pierres de serpent : *« Il faut pourtant avouer, après avoir rejeté tous les contes fabuleux qu'on débite dans le monde sur les pierres, qu'il y en a dont il n'est pas possible de nier la vertu. Et, en effet, un savant tout pétri de la philosophie de Descartes et qui par conséquent était fort en garde contre les qualités occultes et sur les traditions populaires des Orientaux m'a affirmé que dans le temps qu'il était dans les Indes, il a guéri par la seule application de la pierre de serpent plus de soixante personnes qui avaient été mordues ou piquées par des serpents ».*

---

[48] C. Biron. *Curiosités de la nature et de l'art, deux voyages des Indes, 1698-1699 et 1701-1702*. Éd. 1704, Hachette Livre BnF, pp. 72-77, 282 p.

Du mal que les Portugais appellent Bicho aux Indes et au Brésil

Le mot de Bicho[49]*, en portugais, signifie un ver de terre ou une petite bête, l'on s'en sert pour exprimer trois différentes incommodités qui sont particulières au Brésil.*
La première est causée par « une espèce de ver fort long et délié, lequel s'engendre dans les jambes, y cause de cruelles douleurs, y produit des ulcères avec grande corruption, et enfin la gangrène, si on néglige d'y remédier en ouvrant légèrement la peau, et tirant le ver, le tournant autour d'une aiguille ou d'une petite brochette doucement de crainte qu'il ne se coupe, parce qu'il ne peut plus être tiré sans faire une grande ouverture. Lorsqu'il est dehors, il faut déterger l'ulcère et le cicatriser avec les remèdes ordinaires ».
Cette description est celle de la dracunculose[50].

« Le Bicho de la seconde espèce est un si petit ver qu'il est imperceptible aux yeux les plus voyants. Il se trouve en quantité dans les masures, dans les lieux où l'on bâtit, et dans tous ceux où il y a de l'ordure et de la poussière. Ces vers s'attachent aux pieds, entrent par les pores sans se faire sentir, se mettent entre la peau et la chair et souvent entre les ongles. Les Nègres et les Brésiliens qui vont pieds nus, en prennent facilement et les Européens pour avoir des bas et des souliers n'en sont pas exempts. Ces vers croissent dans la peau. Il les faut ôter dès qu'on s'en aperçoit. ».
Cette description est celle de la tungose[51].

---

[49] Bicho : ou encore bestiole, insecte.
[50] Dracunculose (filaire de Médine, maladie du ver de Guinée dragonneau) : filariose du tissu sous-cutané due à *Dracunculus medinensis,* qui sévit autour des points d'eau dans les régions chaudes et sèches. L'homme s'infecte en ingérant, avec l'eau de boisson, l'hôte intermédiaire, un minuscule crustacé d'eau douce, le cyclops.
[51] Tungose : parasitose exclusivement tropicale, due à l'incrustation dans la peau de la femelle gravide de puces-chiques, dont deux espèces (sur

Le Bicho de la troisième espèce est « *une inflammation du fondement, qui est également fréquente et dangereuse dans ce pays. Elle est toujours suivie de mal de tête, d'épreintes, grande chaleur en la partie malade et quelques fois de fièvre. Si on la néglige, il s'y fait en peu de jours des ulcères venimeux, qui ont donné lieu au nom de Bicho. Ceux qui se lavent souvent ces parties sont moins sujets à cette incommodité que ceux qui ne le font pas. D'abord qu'on s'en croit attaquer, il faut étuver, plusieurs fois le jour, sa partie avec une décoction de limons, à laquelle on ajoute quelques grains de sel. L'on introduit heureusement dans l'intestin de petits quartiers de limon, et cela arrête quelque-fois le mal tout court dans son commencement. S'il y a déjà une corruption notable, l'on a coutume de détremper de la poudre à canon dans de l'eau rose, ou de l'eau de plantain*[52] *et de ce liniment l'on en imbibe de petits linges, que l'on met dans le fondement.*

Après l'avoir bien étuvé avec la décoction de limons, encore bien qu'il y eût de la fièvre, il faut bien se donner la garde de saigner, dans cette occasion, l'expérience ayant fait connaître que ce remède est fort préjudiciable. On peut seulement donner fréquemment des lavements anodins ou détersifs, suivant que la corruption ou l'inflammation, sont plus ou moins grandes et purger doucement sur la fin ».

François Pyrard de Laval, navigateur et explorateur (1578-1621) qui était embarqué sur *Le Corbin* qui fit naufrage aux Maldives en 1601, écrit dans *Discours du voyage des Français aux Indes orientales, ensemble des divers accidents, aventures et dangers de l'auteur en plusieurs*

---

les onze espèces connues) peuvent infester l'homme : *Tunga penetrans* et *Tunga trimamillata.*

[52] Plantain d'eau : plante aquatique aux propriétés anti-inflammatoires, anti-allergiques et antiseptiques.

royaumes des Indes et du séjour qu'il a fait par dix ans depuis l'an 1601 jusque en cette année 1611 : « Il y a une autre maladie que les Portugais appellent Bicho qui cause une douleur de tête et de membres à laquelle s'il n'est promptement remédié, il se fait un ulcère dans le fondement dont l'on meurt, mais pour remède, incontinent dont on s'en sent saisi, on prend un quartier de limon, ou citron, que l'on met dans le fondement jusqu'à trois ou quatre fois, et l'on guérit fort aisément ».

La description faite par François Pyrard et Dellon est celle d'une ulcération de l'anus sans en préciser la cause qui peut être infectieuse ou mécanique. Le traitement dépend de la cause qui est ici méconnue.

D'autres maladies ont été décrites par des Français ayant voyagé aux Indes au XVIIe siècle et qui complètent la liste des maladies décrites par Dellon.

Citons le livre de François Pyrard de Laval qui parle de l'éléphantiasis[53] et celui de Jean de Thévenot (1633-1667), un explorateur connu pour avoir introduit la fève de café à Paris en 1657 : « *Les voyages aux Indes orientales qui traitent des piqûres de scorpions* ».
À propos de l'éléphantiasis, François Pyrard écrit : *« Entre ces Nayres[54], il y en a certains, tant hommes que femmes, qui ont les pieds et les jambes aussi grosses que le corps d'un autre homme ordinaire, et cela ne leur fait aucun mal et leur vient de naissance. Il y en a qui n'en ont qu'une ainsi grosse, d'autres toutes les deux : on en voit beaucoup entre eux qui ont cette infirmité et j'ai vu même des plus grands*

[53] Éléphantiasis : forme la plus avancée du lymphœdème avec peau pachydermique desséchée, craquelée aux membres inférieurs, aux organes génitaux externes, due à la filariose lymphatique. Le parasite est transmis d'un homme infecté à un autre par les moustiques.
[54] Nayres : caste de soldats malabares.

seigneurs l'avoir ainsi. Cette grosseur est aux uns plus, aux autres moins, et cela est dur et rude comme une verrue ou poireau, et toutefois, ils n'en sentent douleur et ne laissent d'être forts dispos et bons soldats. Cela leur vient de race, j'en ai vu d'autres aux Indes qui n'étaient pas Nayres et qui avaient ainsi les jambes grosses, mais non pas si communément comme entre ceux-ci. »

Jean de Thévenot précise : « *Il a en ce pays des gens qui ont les jambes comme celles de l'éléphant et j'ai vu un homme de Cochin avec une semblable jambe* ».

À propos des piqûres de scorpions[55], Jean de Thévenot écrit : *« Il y a dans ce pays-là des scorpions fort venimeux, mais les Indiens ont plusieurs remèdes pour se garantir du mal et le meilleur de tous est celui du feu. Ils prennent un charbon allumé et l'approchant de la plaie, ils l'y tiennent le plus longtemps et le plus près qu'ils peuvent. Le venin empêche qu'on ne soit incommodé de l'ardeur du feu, l'on sent au contraire que ce venin sort peu à peu de la plaie, et peu de temps après on est entièrement guéri ».*

Des remèdes

De l'essence de Perse et de la Céphalique

Dellon limite le chapitre des remèdes à l'essence de Perse et de la Céphalique.

---

[55] Les scorpions constituent un groupe de près de 1 500 espèces dont la trentaine d'espèces dangereuses pour l'homme appartiennent pour l'essentiel à une seule famille, les *Buthidae*. Ils abondent dans les régions tropicales avec une prédilection particulière pour les lieux humides des régions pré-désertiques chaudes.

« Pendant mon séjour au Bandarbassy, je connus un Étranger qui avait de très belles lumières, et qui avait pratiqué la médecine dans les pays orientaux, durant plusieurs années. J'eus l'occasion de lui rendre quelques services, et cela l'obligea à m'enseigner la préparation de deux remèdes, par le moyen desquels, il s'était acquis une grande réputation.

La première est l'essence de Perse, que je nomme ainsi à cause que c'est dans ce royaume que j'en ai eu le secret. Elle est un préservatif admirable contre l'épilepsie et l'apoplexie [...]. Si l'on en donne une ou deux cuillerées seules aux épileptiques au temps de leurs accès, elle le finit sur-le-champ. Elle fait quelques fois le même effet aux personnes qui sont actuellement surprises d'apoplexie et l'on peut leur en donner en même quantité, et s'il est nécessaire réitérer plusieurs fois en un même jour sans rien appréhender.

Elle remédie à toutes les vapeurs des femmes, en leur donnant du temps du besoin une cuillerée seule ou mêlée avec deux cuillerées d'eau de fleur d'oranger, selon que la vapeur est plus ou moins forte.

Elle provoque les mois[56] *[...]. Elle facilite l'accouchement en donnant trois cuillerées seules au temps des plus fortes douleurs.*

Si l'on prend une ou deux cuillerées seules ou mêlées avec quelques cuillerées de bon vin, au commencement du frisson et que l'on continue pendant trois ou quatre accès, elle guérit très souvent les fièvres intermittentes [...].

L'autre remède que j'appris de cet étranger, et que j'appelle comme lui l'essence céphalique[57]*, est beaucoup plus*

---

[56] Mois : menstruations.

[57] Les plantes céphaliques sont ainsi nommées parce qu'elles sont propres aux malades de la tête, elles conviennent surtout à celles du cerveau, que les anciens disaient venir de causes froides, comme l'apoplexie, la paralysie, l'épilepsie, la léthargie et la plupart des maladies du genre nerveux qui sont accompagnées de mouvements convulsifs (Selon J-B. Chomel, Docteur Régent de la Faculté de Médecine de Paris, 1712).

efficace que la précédente contre l'apoplexie, il ne se donne qu'au temps du besoin et non par précaution [...].
Elle apaise la douleur des gouttes en frottant la partie malade, en servant en la même manière, elle résout les tumeurs froides, il n'y a point de dartres qu'elle ne guérisse si l'on en frotte légèrement pendant quelques jours. »

Bien d'autres remèdes sont cités par les médecins et les voyageurs des Indes au XVIIe siècle.
Les remèdes cités par Dellon ont été étudiés dans le texte. Nous avons cité à plusieurs reprises le *cangé*, les épices et en particulier le poivre, l'opium, la pierre de serpent. Plusieurs pierres médicinales ont été étudiées par Biron[58], dont les pierres de serpent qui ont la vertu de guérir les morsures de couleuvres, vipères, serpents. On les trouverait dans la tête de certains serpents qui sont à Goa. D'autres pierres sont trouvées aux Indes comme la pierre d'aigle ou Pierre quarte des Indes qui *« facilite l'accouchement si on l'attache à la cuisse de la femme dans le temps du travail. On ajoute qu'on en trouve dans les nids d'aigle. On la nomme simplement pierre quartée parce qu'elle effectivement quartée de tout sens grosse et de figure cubique comme un dé à jouer. Elle est brune et quasi-couleur de café ».*

---

[58] Biron. *Op. cit.*

Charles Dellon et l'Inquisition

Une brève histoire de l'Inquisition

L'inquisition est un tribunal créé au XIIe siècle par l'Église catholique et qui relevait du droit canonique. Le droit canonique – ou droit canon – est un ensemble d'ordonnances et de règlements pris par l'autorité ecclésiastique concernant le gouvernement de l'Église catholique et de ses membres. Mise en place pour lutter contre l'hérésie[59], l'Inquisition avait pour objectif le retour à la « vraie foi ».

Afin de combattre ce qu'elle qualifiait d'hérésie, l'inquisition faisait appliquer des sanctions variant des peines spirituelles (prières, pénitences) à des amendes lorsque l'hérésie n'est pas établie, et de la confiscation de tous les biens à la peine de mort lorsque l'hérésie était établie.

L'inquisition a été fondée lorsque le pape Grégoire IX (1170-1241) a transféré la juridiction que détenaient les évêques à des commissaires choisis dans l'ordre religieux des Dominicains ou Frères prêcheurs, fondé à Toulouse en 1215 par Dominique de Guzman (1170-1221). L'inquisition a vu le jour en France pour lutter contre les rébellions cathares[60] au début du XIIe siècle. Puis elle a été supprimée par le Roi

[59] Hérésie : conception erronée en matière de foi d'un élément essentiel en dépôt révélé, ou refus volontaire d'admettre comme telle une vérité définie par le ministère.

[60] Le nom de « cathares » a été donné par les adversaires de ce mouvement, alors qu'il est absent des milliers de protocoles de l'Inquisition languedocienne, où il n'est mentionné par aucun inquisiteur, accusé ou témoin.

Louis IX (Saint-Louis) (1214-1270) en raison de ses nombreux excès.
À la fin du Moyen-Âge, l'Inquisition s'est étendue à l'Espagne par la bulle du pape Sixte IV (1414-1184), en novembre 1478 à la demande des souverains catholiques Isabelle de Castille (1451-1504) et Ferdinand d'Aragon (1452-1516). Les attributions de l'Inquisition concernaient le judaïsme des nouveaux chrétiens convertis, le luthéranisme, l'islam et la sorcellerie.
L'inquisition portugaise vit officiellement le jour en 1531. Elle fut formellement établie en 1547 sur le modèle espagnol sous le règne du Roi Jean III (1502-1557), dans le but – tout comme en Espagne – de traquer les Juifs marranes[61] et les musulmans morisques[62] convertis de force au catholicisme, mais encore attachés à leur foi première[63].

L'Inquisition de Goa

L'inquisition de Goa a été la principale branche de l'Inquisition portugaise en Inde, entre 1560 et 1812, hormis une brève interruption de 1774 à 1778. En 1774, Sebastião José de Carvalho e Melo (1699-1782), marquis de Pombal, qui a dirigé le Portugal durant plus de vingt ans, avait déjà expulsé les Jésuites du Portugal. Il avait déjà réussi à placer l'Inquisition du Portugal métropolitain sous l'autorité du pouvoir

---

[61] Juifs marranes : Juifs ou leurs descendants de la péninsule Ibérique et de ses colonies contraints de se convertir au christianisme au XVe siècle, mais qui continuaient à pratiquer secrètement le judaïsme. Le terme « marrane », qui vient de l'espagnol et du portugais signifiant « cochon », était à l'origine un terme de mépris.
[62] Morisque (de l'espagnol *morisco*) désigne les musulmans d'Espagne convertis au catholicisme entre 1499 (campagne de conversions massives à Grenade) et 1526 (à la suite du décret d'expulsion des musulmans de la couronne d'Aragon), ainsi que leurs descendants.
[63] Max F. *Un autre révisionnisme. La défense de l'Inquisition. Revue des études juives 1991. 150-3-4, pp. 535-538.*

royal et il supprima le tribunal de Goa, lequel fut rétabli à la chute du marquis. En effet, en 1777, à la mort du roi Joseph Ier, il fut écarté du pouvoir par la reine Marie 1re qui lui intenta un procès en 1779. Mais il mourut avant la fin du procès.

L'un de ses objectifs était la promotion de la foi chrétienne catholique par l'évangélisation, la construction d'églises et le soutien aux missions catholiques. En 1510, Alfonso de Albuquerque (1453-1515), gouverneur des Indes portugaises, prit le contrôle de Goa et l'évangélisation commença en 1515. La bulle du pape Nicolas V (1397-1455) *Romanus pontifex* accorda au Portugal la responsabilité de l'évangélisation, y compris par la force.
Le premier ordre de destruction d'un temple hindou pour être transféré aux missionnaires est daté du 30 juin 1541. Le Roi Jean III interdit, le 8 mars 1546, l'hindouisme et ses célébrations, ordonne la destruction des temples et expulse le clergé hindou des possessions portugaises d'Inde.
Jean III demande au pape Paul III (1468-1549) l'envoi de prêtres pour évangéliser les Indes orientales. Parmi eux, figuraient des jésuites dont François-Xavier (1508-1552), dit « l'Apôtre des Indes », un des cofondateurs de la Compagnie de Jésus avec Ignace de Loyola (1491-1556).

Le cardinal Henrique du Portugal (1512-1580), le cardinal-roi (Roi Henri 1er surnommé Le Chaste) y envoya, en 1560, Aleixo Diaz Falcao et Francisco Marques Botelho comme premiers inquisiteurs[64]. En 1566, 160 temples hindous furent détruits et 300 autres furent rasés en 1566-1567, avec confiscation et destruction d'objets considérés comme sacrés.

[64] José Pedro Paiva. The Inquisition Tribunal in Goa: Why and for What Purpose? *Journal of early modern history* 21 (2017) 565-593.

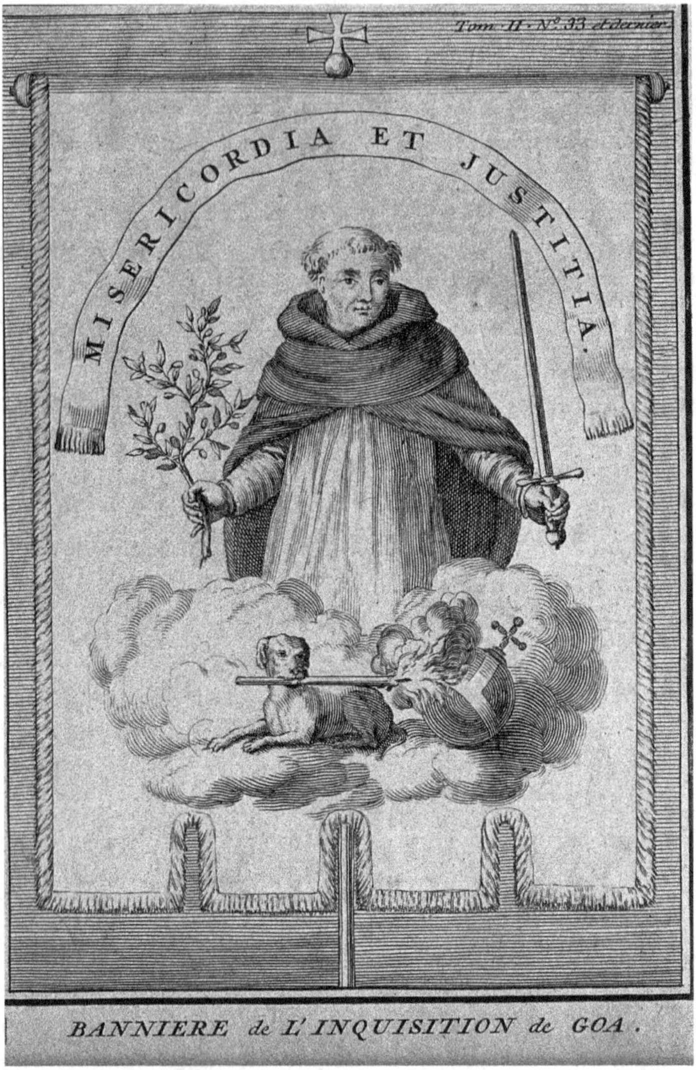
Tom. II. N°. 33 et dernier.
MISERICORDIA ET JUSTITIA.
BANNIERE de L'INQUISITION de GOA .

Figure 6 - La bannière de l'Inquisition de Goa
(*Wellcome Collection gallery dans Wikipedia*).

Un antisémitisme systémique régulait l'arrivée des Juifs. Leur conversion au christianisme était souvent jugée frauduleuse. En 1519, le roi Manuel 1er (1460-1521) promulgua des lois interdisant aux nouveaux chrétiens originaires du Portugal d'accéder à des postes importants. En 1565, Don Antonio de Noronha (1520-1568), vice-roi de l'Inde portugaise, interdit aux Juifs d'entrer dans les territoires portugais en Inde.
Les catholiques locaux étaient suspectés de doctrines et de pratiques hérétiques. Des formes de ségrégation furent mises en place : mépris, surveillance, dénonciation, répression, exil…
Le synode de Diamper[65] réuni au Kerala, en 1599, par l'archevêque de Goa, Aleixo de Menezes (1559-1617) décréta la conversion forcée au catholicisme des chrétiens de Saint-Thomas[66] de rite syrien, pour suspicion de tendance au nestorianisme[67] décrété hérétique au deuxième concile d'Éphèse en 449, avec interdiction d'utiliser les langues syrienne et araméenne. S'ensuivirent des persécutions et la révolte des Nasranis contre les Portugais en 1653, soit 50 ans après le synode. Puis, les Hollandais bloquèrent Goa pour la deuxième fois de 1656 à 1663, date à laquelle un traité de paix fut enfin signé entre les deux rivaux européens.

---

[65] Synode de Diamper : assemblée diocésaine réunie en 1599 à Diamper au Kerala. Cédant aux pressions de Menezes, archevêque de Goa, l'archidiacre Georges de la Croix et les chrétiens de Saint-Thomas durent adopter les us et coutumes de l'Église latine.

[66] Les chrétiens de Saint-Thomas de l'Inde, connus sous le nom de Mar Thoma Nasranis, ou simplement Nasranis ou chrétiens syriens, constituaient une communauté chrétienne ethnique dont l'origine remonte à l'époque apostolique. La tradition veut que les ancêtres des Nasranis aient été baptisés par Saint-Thomas l'Apôtre, l'un des disciples de Jésus-Christ. La langue utilisée dans leur liturgie était le syriaque oriental, un dialecte de l'araméen, la langue de Jésus-Christ.

[67] Nestorianisme : doctrine christologique affirmant que deux hypothèses, l'une divine, l'autre humaine coexistent en Jésus-Christ.

Le tribunal inquisitorial de Goa – qui ne fut supprimé qu'en 1812 – s'arrogeait le droit de frapper également des chrétiens en dehors des possessions portugaises, comme Dellon qui rapporta sa captivité dans un livre devenu mondialement célèbre, *Relation de l'Inquisition de Goa*[68] paru en 1687.

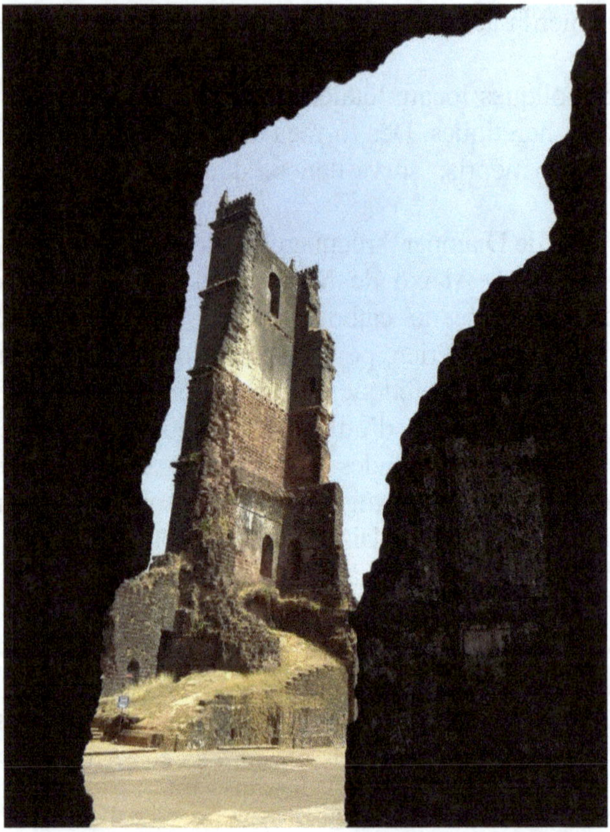

Figure 7 - Ruines de l'un des multiples édifices religieux du temps de la splendeur de Goa (*photographie : B-A Gaüzère, 2017*).

[68] Relation de l'Inquisition de Goa par Charles Dellon,1688 ; pp. 1-206.

Figure 8 - Page de titre de l'édition en français de la Relation (1688).

Il y eut une profusion d'éditions de cet ouvrage qui ont été longuement et finement analysées en 1997 par Charles Amiel et Anne Lima[69] qui écrivent dans leur avant-propos : « *Cet ouvrage s'est présenté en France comme un écrit anonyme pendant une vingtaine d'années. En effet, le nom de Dellon n'apparaît qu'en 1709 alors que six éditions se sont déjà succédé. Selon l'auteur, la rédaction de ce texte aurait été terminée au plus tard vers la fin de l'année 1683. Rien ne nous permet d'en fixer le début.* »

Le récit des malheurs de Charles Dellon

Voici quelques extraits de l'ouvrage dans lesquels Dellon nous livre le récit détaillé de ses malheurs.

Comment les motifs m'ont porté à donner au public la connaissance de ce que j'ai souffert à l'Inquisition.

Dellon a été arrêté, en 1673, pour hérésie par l'Inquisition de Goa. Plusieurs années après sa libération, bravant le serment de secret exigé par le tribunal, et après maintes hésitations et scrupules dont il nous fait part, il a publié en 1687, à Leyde aux Pays-Bas, la relation des années passées aux mains de l'Inquisition, encore tout surpris d'y avoir survécu.
Sa relation connaît un succès immédiat et durable en Europe. Plusieurs éditions paraissent entre 1687 et 1851 à Paris, à Amsterdam, à Cologne.

Dellon écrit :
« *Je vivais à Daman d'une manière fort tranquille et fort agréable, j'y étais fort estimé et plus employé que naturellement un médecin de mon âge ne le devait espérer, et je m'y étais fait des amis dans la conversation desquels je*

[69] *L'Inquisition de Goa. La relation de Charles Dellon (1687). Étude, édition et notes de Charles Amiel et Anne Lima. Op. cit.*

pouvais me reposer des fatigues de l'étude et de celles où m'engageait ma profession. Rien ne paraissait pouvoir être capable de troubler mon repos, lorsque Dieu permit qu'on me suscitât une persécution affreuse, sous le poids de laquelle il est surprenant que je n'aie pas succombé. Je fus arrêté par ordre de l'Inquisiteur. Mon procès me fut fait de la manière que l'on verra dans la suite.

« J'ai longtemps douté si je pouvais publier cette relation car il y avait plus de huit ans que j'étais de retour en France et il y en avait plus de quatre que cette histoire était écrite lorsqu'elle a été imprimée la première fois. Je craignais de scandaliser le Saint-Office[70] *à mon serment et cette crainte avait été par des personnes pieuses mais timides qui étaient dans les mêmes sentiments, mais d'autres personnes aussi pieuses, mais qui me paraissaient plus éclairées, m'ont depuis fait comprendre qu'il était important au public en plusieurs manières de faire connaître ce tribunal et que cette relation pourrait même être utile à ces messieurs du Saint-Office, s'ils savent profiter, et encore plus à ceux qui ont droit d'en régler les procédures et d'en régler la juridiction et qu'à l'égard d'un serment aussi injustement extorqué que celui qu'on exige à l'Inquisition sous peine du feu, l'utilité publique dispose suffisamment pour mettre en liberté la conscience de celui qui l'a fait en lui et par conséquent dans une espèce d'obligation de dire ce qu'il sait ».*

[70] En 1542, Paul III approuva la création d'une branche permanente de l'Église chargée de contrôler le protestantisme : le Saint-Office, plus connu sous le nom d'Inquisition.

Les causes apparentes de mon emprisonnement.

Dellon est surpris par la dévotion des Portugais aux images pieuses. Il en donne des exemples, dont celui-ci :
« Un de mes voisins venant chez moi et voyant un crucifix au chevet de mon lit me dit : Souvenez-vous, Monsieur, de couvrir cette image si par hasard, il vous arrive de faire venir chez vous quelque femme et de l'y garder. Comment lui dis-je, croyez-vous donc qu'on puisse ainsi se cacher aux yeux de Dieu ? Et êtes-vous donc du sentiment de ces femmes débauchées qui sont parmi vous, qui après avoir serré sous le chevet de leurs lits les chapelets et les reliques qu'elles portent ordinairement au col, croient pouvoir s'abandonner sans crime à toute sorte d'excès ? Allez, Monsieur, ayez de plus hauts sentiments de la divinité et ne pensez pas qu'un peu de toile puisse cacher nos péchés aux yeux de Dieu, qui voit clairement ce qu'il y a de plus secret dans nos cœurs. Au reste ; qu'est-ce que ce crucifix, sinon un morceau d'ivoire ? ».

Ce voisin s'en alla le dénoncer, tout de go, au commissaire de l'Inquisition, comme c'était son prétendu devoir.
Et Dellon d'ajouter : *« L'opiniâtreté que j'avais fait paraître à ne pas vouloir porter de chapelet au col ne contribua pas moins à faire croire que j'étais hérétique que le refus que je faisais de baiser les images ».*

La visite que je rendis au commissaire de l'inquisition pour m'accuser moi-même et lui demander conseil.

« Je ne laissai pas d'avoir quelque vent des dépositions qu'on avait faites contre moi. Cela me fit appréhender de tomber entre les mains du Saint-Office et me détermina à aller trouver le commissaire, duquel j'espérais de la protection et des conseils [...]. Ce bon père m'avoua que

mon précédé avait scandalisé bien des gens [...]. Il me conseillait [...]de ne plus parler aussi librement de ces sortes de matières, que surtout, je devais être plus réservé en parlant des images [...]. Je remerciai le commissaire des bons avis qu'il m'avait donnés et me retirai d'auprès de lui, fort soulagé.

Comment les véritables causes de ma détention et comment je fus arrêté.

Dellon accuse le gouverneur de Daman de jalousie et y voit la véritable cause de ses déboires avec l'Inquisition.
« Le sujet ou le prétexte de la jalousie de Manuel Furrado de Mendonca furent les fréquentes, mais innocentes visites que je rendais à une dame qu'il aimait et dont il n'était que trop aimé, ce que j'ignorai alors, et comme il jugeait par les apparences, il appréhendait que je fusse plus aimé que lui. »
« Certain prêtre noir, secrétaire du Saint-Office, demeurait devant la maison de cette même dame. Il avait pour elle une passion aussi forte que celle du gouverneur, et il l'avait sollicitée de satisfaire à ces infâmes désirs jusque dans les tribunaux de la pénitence, ainsi que je l'ai su de cette dame. Ce prêtre m'observant, devint aussi jaloux que le gouverneur, et quoique jusqu'alors, il eut été de mes amis et que je lui rendu des services assez importants, il ne laissa pas de se joindre à Manuel Furrado pour m'opprimer.
Ces deux rivaux ainsi unis pressèrent si vigoureusement le commissaire que sur les avis qu'il envoya à leur sollicitation à Goa, il reçut l'ordre des Inquisiteurs de m'arrêter ce qui fut exécuté le 24 août 1673, sur les six heures du soir ».

Dellon est conduit directement en prison.

Description de la prison de Daman. J'écris aux Inquisiteurs qui ne me répondent point. Misère extrême des prisonniers.

« La prison de Daman est plus basse que la rivière qui en est proche, ce qui la rend humide et malsaine [...]. Cette triste demeure consiste en deux grandes salles basses et une haute [...]. Les hommes sont en bas et les femmes en haut. La plus grande des deux salles basses a environ quarante pieds de longueur sur quinze de large, l'autre peut avoir les deux tiers de cette étendue. Nous étions dans cet espace environ quarante personnes, et il n'a avait pas d'autres lieux pour satisfaire aux nécessités ordinaires que celui-là [...].

Je résolus de tout mettre en usage pour retrouver ma liberté [...]. J'écrivis à Goa au grand inquisiteur [...]. Je lui déclarai ingénument dans ma lettre tout ce dont je crus avoir pu être accusé plus par légèreté que par imprudence ou par malice [...]. Les charitables de la généreuse doña Francusca[71] *pendant tout le temps que je restai prisonnier à Daman rendirent ma captivité un peu plus supportable [...]. Il n'en était pas de même des autres prisonniers. Je donnais à ces malheureux tout ce que je pouvais ménager sur ma subsistance ».*

Retour du père commissaire. On me transfère à Goa.

Le Père commissaire qui ne se trouvait pas à Daman lors de l'arrestation de Dellon y revint le 20 décembre et l'avertit d'être prêt à être transféré. *« Je sortis de prison et je fus conduit les fers aux pieds dans un palanquin jusque sur les bords de la rivière. J'y trouvais plusieurs de mes amis qui*

[71] Cette partie du récit nous apprend que cette dame est âgée, a un mari, des enfants et des petits enfants.

s'y étaient rendus et j'eus la liberté de les embrasser en leur disant adieu ».

Départ de Daman. Nous passons à Barçaim et y séjournons. Notre arrivée à Goa.

La flotte sortit de la rivière le premier jour de l'année 1674 à destination de Barçaim, située à vingt lieues au midi de Daman. Elle en partit le 7 et arriva à la barre de Goa le 14 janvier. Dellon décrit Barçaim où les Portugais ont taillé dans le roc une église du nom de Notre-Dame-du-Remède parce que tous les peuples des environs y trouvent la guérison ou le soulagement de leurs maux et de leurs affections.

À leur arrivée à Goa, les prisonniers sont conduits à l'Inquisition, mais, parce qu'il n'y avait pas d'audience ce jour-là, ils sont envoyés à *l'Aljube,* la prison de l'ordinaire.
« Cette prison est la plus sale, la plus obscure et la plus horrible de toutes celles que j'ai vues [...]. C'est une espèce de cave où l'on ne voit le jour que par une sorte de fort petite ouverture [...]. La puanteur y est extrême ».

L'on me conduit à l'Inquisition. Ce que l'on y observe à l'égard de ceux qui y sont enfermés.

« Ce ne fut pas avec beaucoup de peine que j'arrivai où l'on nous mena à cause des fers que j'avais aux pieds ; il fallut cependant traverser à pied en ce triste équipage l'espace qui est depuis l'Aljube jusqu'à l'Inquisition [...]. Et j'entrai enfin avec mes compagnons dans la grande salle où mous trouvâmes des forgerons qui nous ôtèrent nos fers et ce qui étant fait, je fus appelé le premier de tous à l'audience. »

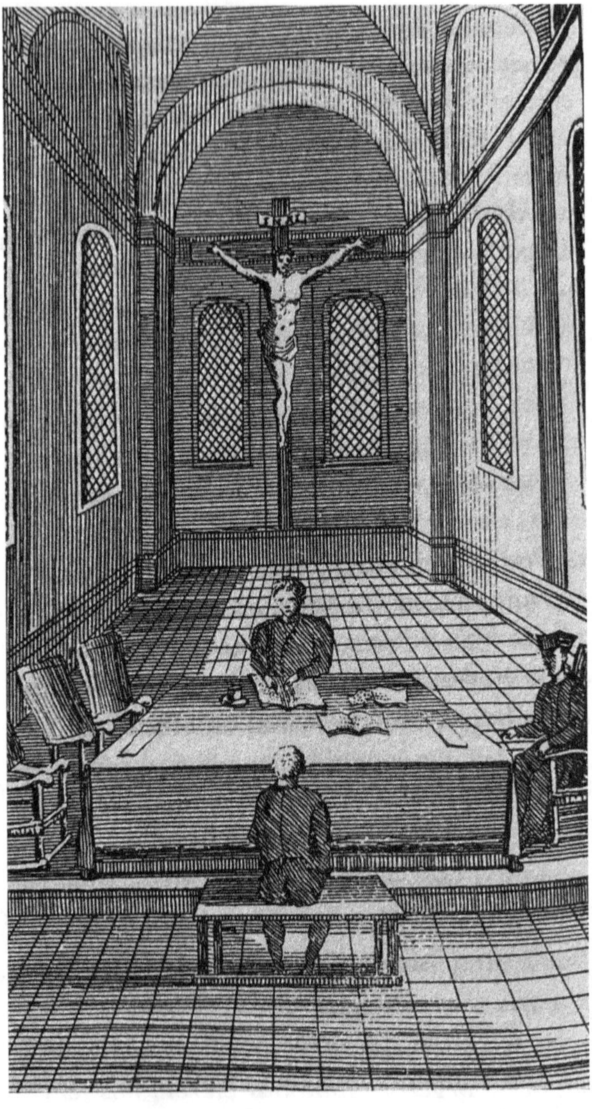

Figure 9 - La salle d'audience de l'Inquisition
(*Relation de l'Inquisition de Goa, 1688*).

Dellon décrit la salle d'audience de l'Inquisition, la place du grand inquisiteur des Indes nommé Francisco Delgado de Matos, prêtre séculier et de son secrétaire.
« M'ayant demandé mon nom et ma profession, il s'informa si je savais pour quel sujet j'avais été arrêté [...]. Je lui dis que je croyais savoir le sujet de ma détention et que s'il voulait avoir la bonté de m'entendre, j'étais prêt à m'accuser sur-le-champ [...]. Il me dit que rien ne pressait [...]. Il prit une petite clochette d'argent qui était devant lui, il s'en servit pour appeler l'alcaide : c'est ainsi qu'on nomme le geôlier ou concierge de l'Inquisition ».

Dellon fait l'inventaire de son coffre et de la fouille au corps, ce qui était inutile puisque rien ne lui a jamais été rendu, et raconte sa mise en cellule. Il interrompt l'histoire de sa détention pour décrire l'Inquisition de Goa avant de commencer le récit de ses audiences devant les juges.

De quelle manière je fus conduit la première fois à l'audience et ce qu'on m'y dit.

La première audience eut lieu le dernier jour de janvier 1674.
« J'y trouvais, comme la première fois, l'Inquisiteur et le secrétaire. Il demanda si je savais la cause de ma détention et si j'étais décidé à la déclarer, à quoi ayant fait réponse que je ne demandais pas mieux, je récitai exactement tout ce que j'ai récité au commencement de cette relation, touchant le baptême et les images, sans rien dire de ce que j'avais avancé de l'Inquisition parce qu'il ne m'en souvenait pas alors. Mon juge m'ayant encore demandé si je n'avais plus rien à dire et ayant entendu que c'était là tout ce que je me souvenais, bien loin de me rendre la liberté, comme je l'avais espéré, finit cette belle audience par les propos ternes que voici :

« Que j'avais pris un très bon conseil de m'accuser ainsi moi-même volontairement ; et qu'il m'exhortait de la part de Notre Seigneur Jésus-Christ de déclarer au plus tôt le restant de mes informations, afin que je puisse éprouver la bonté et la miséricorde dont on use dans ce tribunal envers ceux qui font paraître un véritable repentir de leurs crimes par une confession sincère et non forcée.
Ma déclaration et son exhortation étant finies et écrites, on m'en fit la lecture et je l'ai signée, ensuite de quoi l'inquisiteur sonna sa clochette pour appeler l'alcaide qui me fit sortir et me ramena dans ma chambre au même ordre d'où j'étais venu ».

Ma seconde et ma troisième audience.

« Je fus conduit pour la deuxième fois devant le juge, sans l'avoir demandé, le quinzième de février ; ce qui me fit croire qu'on avait quelque dessein de me délivrer. Aussitôt que j'y fus arrivé, on m'interrogea à nouveau pour savoir si je n'avais plus rien à dire et l'on m'exhorta à ne rien déguiser, mais au contraire à confesser sincèrement toutes mes fautes. Je répondis que quelque soin que j'eusse pris pour m'examiner, je n'avais cependant pas pu me souvenir d'autre chose que de ce que j'avais déclaré. »

Comment le désespoir me porta à attenter sur ma vie.

« Me voici arrivé aux temps les plus fâcheux de ma captivité, car quelque dure qu'elle ait été jusqu'à lors, j'avais au moins la consolation d'avoir souffert avec quelque patience, et même d'avoir tâché de faire un bon usage de mes souffrances [...]. J'avais résolu de ne point parler du désespoir dont je fus saisi et des efforts auquel il me porta pour me détruire moi-même. Mais on a cru qu'il était important de faire cet aveu parce que les rigueurs injustes

de l'Inquisition ne soient au moins l'occasion à plusieurs de tomber au même état et il est important de faire connaître non seulement le mal de ces injustices considérées en elles-mêmes, mais aussi les horribles maux qui en sont les suites trop ordinaires, car si les personnes qui ont de la raison et de l'éducation, qui sont instruites de leurs devoirs et qui ne perdent pas de vue les lumières de la foi tombent dans de telles extrémités, que ne doit-on point craindre pour tant de gens ignorants, sans éducation, la plupart nouveaux convertis du paganisme, où ils ont regardé presque toute leur vie le désespoir comme une action de générosité ?

Je ne voulais plus vivre, et l'extrême désir que j'avais de mourir troubla ma raison de sorte que j'imaginai un milieu entre le désespoir qui donne la mort tout d'un coup et la mort naturelle que je ne pouvais me résoudre d'attendre et j'espérais que Dieu me pardonnerait si je me la procurais lentement par le ministère d'autrui. Je feignis donc d'être malade et d'avoir la fièvre. On fit venir aussitôt un pandit ou médecin gentil, qui n'eut pas de peine à trouver de l'émotion dans mon pouls, et la prenant pour une fièvre véritable, il m'ordonna la saignée, qui fut réitérée jusqu'à cinq fois en cinq jours de suite, et comme mon intention en faisant ce remède était bien différente de celle du médecin qui travaillait à rétablir ma santé pendant que je ne songeais qu'à finir ma triste et malheureuse vie ».

L'alcaide prévient alors l'Inquisiteur du mauvais état de santé de Dellon. L'Inquisiteur propose la confession. Il fait venir un bon religieux de l'ordre de Saint-François à qui Dellon avoue sa maladie, permet d'informer secrètement l'Inquisiteur qui lui fait donner avec beaucoup de soins toutes les choses nécessaires pour réparer ses forces et un compagnon de cellule pour adoucir la mélancolie dont il est accablé. Puis, au bout de cinq mois, son compagnon lui est retiré.

Nouveaux excès où me porte le désespoir.

« Je devins plus furieux que jamais par l'absence de mon compagnon. Je cherchais les moyens de m'ôter la vie que je n'avais pu perdre la première fois ».

Dellon tente alors de s'ouvrir une artère du bras sans succès avec une pièce de monnaie qu'il avait sur lui et qu'il avait aiguisée, mais ne réussit qu'à s'ouvrir les veines des deux bras et laissa couler le sang. Les gardes alertent l'alcaide qui place un garrot à chaque bras et le sauve. L'Inquisiteur lui fait des reproches, lui fait mettre des menottes aux poignets et un carcan de fer, ce qui le rend encore plus furieux. On lui retire les fers, le traite par la douceur et lui donne encore une fois un compagnon de cellule qui reste avec lui environ deux mois.

Comment la manière dont je prenais des rats et les nourrissais dans les prisons du Saint-Office.

« Je m'étais aperçu qu'il entrait des rats toutes les nuits dans ma cellule par-dessus les portes : je menais que je pouvais parvenir à en prendre et à en apprivoiser, cela me servirait d'amusement et que par ce moyen, je ne serai pas tout à fait seul.

Dellon va se servir de sa natte et de son linceul, déposés dans sa cellule, pour attraper les rats et leur arracher les dents pour ne pas être mordu.

« *Quelque ridicule et basse que puisse paraître cette occupation, elle servait néanmoins à diminuer ma peine et à calmer un peu les agitations de mon esprit produites par le trop d'application à mes malheurs, par la solitude excessive et par l'inaction ».*

Ma quatrième audience dans laquelle le procureur tire contre moi des conclusions de mort.

« Il y avait près de dix-huit mois que j'étais dans l'Inquisition lorsque mes juges, ayant su que j'étais en l'état de leur répondre, me firent conduire pour la quatrième fois à l'audience où l'on me demanda si je n'étais pas enfin résolu de déclarer ce qu'on l'on attendait de moi. Ayant répondu que je ne me souvenais d'aucune autre chose que de ce que j'avais déjà dit, le promoteur du Saint-Office se présenta avec son libellé pour me signifier les informations faites contre moi [...]. Dans ce quatrième interrogatoire, je fus accusé et on me donna le temps de me défendre, on me lut les choses dont je m'étais accusé : les faits étaient vrais, je les avais avoués de mon propre mouvement, il n'y avait donc rien à dire sur ces faits, mais je crois avoir montré à mes juges qu'ils n'étaient pas si criminels qu'ils les pensaient : je répondis donc à l'égard de ce qu'ils avaient dit sur le baptême que mon intention n'avait été nullement de combattre la doctrine de l'Église, mais que le passage Nisi quis renatus fuerit ex aqua et Spiritu, non potest introire in regnum Dei[72] *n'ayant pas été formel, j'en avais exigé explication. Monsieur le Grand Inquisiteur me parut surpris de ce passage que le monde sait par cœur ; et je fus surpris de sa surprise. [...]. Il y a quelque chose d'incompréhensible dans ce degré d'ignorance en des personnes qui se mêlent de juger les autres sur des matières de foi. Le promoteur dit [...] que j'avais encouru la peine d'excommunication majeure, que mes biens devaient être confisqués au profit du Roi, et*

[72] Si l'on ne renaît de l'eau et de l'Esprit, on ne peut entrer dans le royaume de Dieu.

moi livré au bras séculier pour être puni de mes crimes selon la rigueur des lois, c'est-à-dire pour être brûlé.

Dellon est retiré aussitôt après avoir signé sa déposition, heureusement, car, transporté de colère, il n'aurait pu s'empêcher, écrit-il, de dire des injures au juge.

L'on me mène encore plusieurs fois à l'audience. Diverses remarques sur ce qui se fait à l'Inquisition.

« Je fus encore appelé trois ou quatre fois en moins d'un mois à l'audience [...]. On essaya encore dans ces dernières audiences de me faire avouer que dans les faits, je convenais que mon intention avait été de défendre l'hérésie, mais c'est de quoi je ne voulus jamais demeurer d'accord, n'y ayant rien de plus éloigné de la vérité ».

De quelle manière je m'aperçois que l'autodafé devait faire le lendemain et quels habits on donna aux prisonniers pour paraître à cette cérémonie.

« Comme je me persuadais que l'autodafé[73] *ne se faisait jamais qu'au commencement de décembre, le voyant tout passé sans remarquer aucune disposition à cette effroyable cérémonie, je me déterminais à souffrir encore une année. Cependant, lorsque je m'y attendais le moins, je me trouvai à la veille de sortir de la dure captivité où je languissais depuis deux ans [...].*

Dellon est réveillé avant la nuit, l'alcaide lui présente un habit noir et lui ordonne de le vêtir, de se tenir prêt à sortir sur son ordre et laisse une lampe allumée dans la chambre.

[73] Autodafé : cérémonie de pénitence publique organisée par les tribunaux de l'Inquisition durant laquelle celle-ci proclamait ses jugements.

Des dispositions à l'acte de foi et les divers ornements qu'on distribua aux criminels selon la diversité de leurs crimes.

Extirpé de sa chambre dans la nuit, Dellon se retrouve dans une galerie avec de nombreux compagnons, dont douze prisonniers blancs, vêtus comme lui de noir.

« *Après que nous fûmes tous rangés contre la muraille de cette galerie, l'on nous donna à chacun un cierge de cire jaune, l'on apporta ensuite des paquets d'habits faits comme des dalmatiques*[74] *ou de grands scapulaires*[75] *; ils étaient de toile jaune avec des croix de Saint-André peintes en rouge devant et derrière. L'on a coutume de donner ces sortes de marques à ceux qui ont commis ou qui passent pour avoir commis, des crimes contre la foi en Jésus-Christ, soit juifs, mahométans, sorciers ou hérétiques qui ont été auparavant catholiques : l'on appelle ces grands scapulaires avec ces croix de Saint-André, Sambenitos*[76] *[...].*
On m'obligea à vêtir un habit semblable à celui des sorciers et des hérétiques quoique j'eusse toujours fait profession de la foi catholique, apostolique et romaine [...]. Mon appréhension redoubla quand je me vis ainsi paré, parce qu'il me sembla que parmi un si grand nombre de criminels que

---

[74] La dalmatique (du latin ecclésiastique *dalmatica* qui signifie blouse en laine de Dalmatie) est un vêtement de chœur qui tire son nom d'une tunique à manches profane portée à l'époque byzantine, la *dalmatica*, portée par les serviteurs dalmatiens. Il avait des manches courtes pour le service et s'arrêtait au niveau des genoux.

[75] Scapulaire : partie de vêtement religieux composée de deux lés de drap partant des épaules et descendant bas sur la poitrine et le dos, qui se porte par-dessus la robe.

[76] *Sambenito* ou *san-benito* : un vêtement d'infamie utilisé à l'origine par les pénitents chrétiens afin de montrer publiquement leur repentance. Il fut par la suite utilisé par l'Inquisition espagnole pour humilier ceux qui étaient condamnés pour des délits religieux.

vingt-deux personnes à qui ont en donné de ces honteux sambenitos, il pourrait bien arriver que ce seraient-là ceux pour qui il n'y avait point de miséricorde.
Ensuite de cette distribution, je vis paraître cinq bonnets de carton élevés en poire, à la façon d'un pain de sucre, tous couverts de diables et de flammes de feu, avec un écriteau à l'entour qui exprimait ce mot : feiticeiro, c'est-à-dire sorcier. On appelle ces cornets, carachas. On les posa sur les têtes d'autant de personnes, les plus entre celles qui étaient accusées de magie, et comme elles se trouvaient assez près de moi, je crus qu'on ne manquerait pas de m'en présenter aussi un, ce qui n'arriva pourtant pas.

Comment nous sortîmes en procession pour aller en l'acte de foi. L'ordre de cette marche.

Les prisonniers sortirent de la galerie pour aller dans la grande salle de l'Inquisition qui était remplie d'habitants de Goa. Un de ces habitants servait de parrain à un prisonnier.
« *J'eus pour parrain le général des vaisseaux portugais dans les Indes. Je sortis avec lui et d'abord que je fus dans la rue, je vis que la procession commençait par la communauté des Dominicains... Ces religieux sont suivis des prisonniers qui marchent l'un après l'autre, ayant chacun son parrain à son côté et un cierge à la main.*

Concernant ce qui s'observe dans le lieu où l'on observe l'autodafé.

« *Le sermon étant fini, deux lecteurs montèrent dans la chaire pour y lire publiquement le procès de tous les coupables et leur signifier leurs peines auxquelles ils étaient condamnés [...]. Je fus appelé en mon rang et j'entendis que toute mon affaire roulait sur trois chefs : l'un pour avoir soutenu l'invalidité du baptême flaminis*[77]*, le second pour avoir dit adorer les images et avoir blasphémé contre celle d'un crucifix en disant d'un crucifix d'ivoire que c'était une pièce d'ivoire, et enfin pour avoir parlé avec mépris de l'Inquisition et de ses ministres, mais plus que tout pour la mauvaise intention que j'avais eue en disant toutes ces choses, à raison desquels crimes, j'étais déclaré excommunié et pour réparation mes biens confisqués au profit du roi et moi banni des Indes et condamné à servir dans les galères du Portugal pendant cinq années et de plus accomplir les autres pénitences qui me seraient enjointes dans le particulier par les Inquisiteurs. De toutes ces peines, celle qui me parut la plus fâcheuse fut de me voir dans une nécessité de quitter les Indes où j'avais résolu de voyager encore longtemps ».*

L'on nous absout de l'excommunication, l'on livre au bras séculier ceux qui devraient être brûlés et ce qui s'observe en cette occasion.

« Nous fûmes absous de l'excommunication qu'on prétendait que nous avions encourue, moyennant un coup que les prêtes donnèrent à chacun de nous sur son habit [...]. Cette cérémonie finie, on fit venir l'une après l'autre les malheureuses victimes qui devaient être immolées par la Sainte-Inquisition [...].

Dellon n'a pas assisté à l'exécution des prisonniers par le feu.

---

[77] Le baptême de désir (en latin : *baptismus flaminis*, littéralement « baptême du souffle », car le Saint-Esprit est appelé le souffle - *flamen* - de Dieu), également appelé baptême par le désir, est une doctrine selon laquelle une personne peut obtenir la grâce de la justification par la foi, la contrition parfaite et le désir du baptême, sans avoir reçu le baptême par l'eau.

Ma dernière sortie de l'Inquisition. On nous conduit dans une maison particulière pour y être instruits pendant quelques jours.

Revenu à l'Inquisition, Dellon fut conduit avec ses hardes, dans une maison louée exprès en ville pour le faire instruire pendant quelque temps. Il assistait tous les jours à la messe et à la prière du soir et au catéchisme. Il fut visité par un de ses amis dominicains, qu'il avait connu à Daman.

On me mène encore à l'Inquisition pour y recevoir les pénitences qu'on m'avait imposées.

Il resta dans cette maison jusqu'au 23 janvier et fut conduit encore dans la salle de l'Inquisition et reçut des mains de l'Inquisiteur, un papier contenant les pénitences auxquelles il avait été condamné, et du juge un écrit signé de lui contenant les choses que je devais accomplir, où il est bien précisé qu'il gardera le secret sur tout ce qu'il a vu, dit ou ouï.

Quelques remarques sur tout ce qui a été dit jusqu'ici.

Dellon parle dans ce chapitre des principales injustices que lui a fait l'Inquisition, et donne des exemples d'autres injustices commises par l'Inquisition et subies par un religieux de l'ordre de Saint-Dominique, le père Hyacinthe, et par un gentilhomme considérable de Goa, Joseph Pereira de Meneses, capitaine général des armées navales du Roi du Portugal aux Indes. Nul n'était à l'abri d'une dénonciation calomnieuse !

Mon départ de Goa et mon arrivée au Brésil.

« Nous sortîmes à la voile le 22 de janvier de l'année 1676 avec un vent favorable. Dès le jour même, on m'ôta les fers que j'avais aux pieds et le capitaine Simon de Sousa qui avait été mon parrain en l'acte de foi, m'ayant fait venir dans sa chambre, me témoigna que je lui ferai plaisir de prendre soin de l'équipage et de visiter pendant la route les malades qu'il y aurait dans son vaisseau. Il m'offrit en même temps sa protection et me promit tous les secours dont je pourrais avoir besoin et qui dépendaient de lui ».
Nous doublâmes le Cap-de-Bonne-Espérance sans le voir [...]. Déjà, le scorbut, ce fléau terrible de la mer, commençait à désoler notre équipage [...]. Nous avions perdu vingt-cinq hommes depuis que nous étions partis de Goa et nous avions en arrivant à terre plus de trois cents malades, qui auraient tous invariablement perdu la vie si nous fussions restés seulement encore quinze jours en mer ».

À ce malheur, il en succéda un autre qui contribua beaucoup à augmenter le premier. Ce fut ce calme affreux qui dura pendant dix à douze jours et qui nous mit tous dans une étrange consternation. Un vent favorable que Dieu nous envoya mit fin à nos inquiétudes et nous poussa jusque sur les côtes du Brésil, dont nous découvrîmes la terre le dix-neuf du mois de mai au matin et à la hauteur de la baie de Tous-les-Saints, dans laquelle est la ville de Sao-Salvador ».

Au Brésil, Dellon bénéficie d'un régime de faveur, car il est impossible de s'évader vers l'intérieur du pays, sauf à être dévoré par des peuples cannibales. Il est libre d'aller et venir de jour et ne rentre en prison que pour y dormir. Il souligne le bonheur de ce pays où toute tentative de l'Inquisition portugaise pour s'y implanter a été énergiquement repoussée.

Il décrit les peuples du Brésil et leurs coutumes, dont le cannibalisme. Il mentionne les énormes dégâts causés par les fourmis. « *On en voit de différentes espèces : celles qui sont rouges et d'une grosseur médiocre sont en plus grand nombre et sont les plus fatigantes ; elles se répandent parfois dans les campagnes, elles se rassemblent et s'entassent quelques fois en plusieurs gros morceaux qui, de loin, paraissent être autant de maisons qui forment un petit village. Ces fourmis font un terrible dégât et sont la principale cause que l'on ne recueille point de blé dans la province dont Sao Salvador est la capitale* ».
Néanmoins, elles « *procurent un avantage qui n'est pas médiocre, qui est de détruire les rats et les serpents, auxquels elles font une guerre perpétuelle* ».

Mon départ du Brésil. Ce qui arriva pendant la route jusqu'aux îles Açores.

Le troisième de septembre, la flotte, forte d'une trentaine de vaisseaux, prit la mer pour Lisbonne, aperçut la Terceira le 21 novembre, puis l'île de Saint-Michel, toutes deux îles de l'archipel des Açores.

Ce qui arriva depuis les Açores jusqu'à Lisbonne.

La flotte repart pour Lisbonne le 24 novembre. Elle essuie une violente tempête qui « *dura pendant dix jours avec une violence inconcevable ; notre vaisseau s'ouvrait et faisait eau de toute part* ». « *Chacun priait Dieu tout haut en sa propre langue et invoquait avec de grands cris les saints auxquels il avait le plus de dévotion* ». Le 15 décembre au matin « *et le onzième mois de notre voyage depuis que nous étions partis de Goa* », le navire et ce qu'il reste de la flotte dispersée entrent enfin dans le Tigre, la rivière de Lisbonne. Deux navires ont été capturés par les pirates barbaresques.

L'on me fait descendre à terre. On me conduit à l'Inquisition et ensuite à la Galère. Description de ce lieu.

« D'abord qu'on eut jeté les ancres dans la rivière de Lisbonne, le maître des matelots, sous la garde duquel j'étais, alla donner avis de mon arrivée à l'Inquisition. J'y fus conduit le lendemain matin et de là, par ordre des Inquisiteurs qui ne daignèrent pas seulement me voir, l'on me mena à la prison qu'on appelle la Galère. Elle porte ce nom parce que n'ayant pas de galère au Portugal, on y envoie ceux que le Saint-Office ou les juges laïques condamnent à cette peine [...]. Cette galère terrestre est bâtie sur le bord de la rivière, elle consiste en deux très grandes salles, l'une haute et l'autre basse, toutes deux ordinairement remplies, et les forçats sont couchés sur des estrades avec des nattes ».

Aux Galères, Dellon fait la connaissance de plusieurs gentilshommes portugais de la race des *Cristão-novo*[78], également victimes de dénonciations, accusés à tort de judaïsme et condamnés par l'Inquisition.
Dellon décrit le travail éreintant des forçats et auquel il ne pense pas être en mesure de survivre.

---

[78] Un cristão-novo ou converso (terme portugais et espagnol signifiant « converti » et issu du latin *conversus)*, est un juif converti au catholicisme, le plus souvent de force en Espagne ou au Portugal, en particulier aux XIVe et XVe siècles.

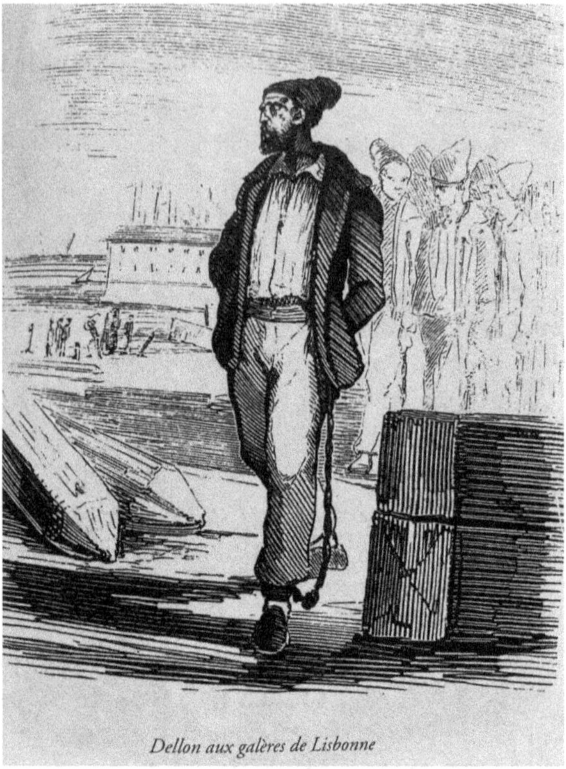

Figure 10 - Dellon aux galères de Lisbonne
(*Léonard Gallois, Histoire de l'Inquisition d'Espagne, 1851*).

Je présente requête à l'Inquisition pour obtenir ma libération qui m'est accordée.

« Le jour d'après mon arrivée à la Galère, je fus rasé et envoyé au travail comme les autres forçats, mais toute pénible qu'était cette manière de vie, la liberté que j'avais de voir et de parler au monde me la rendait beaucoup moins ennuyeuse que les solitudes affreuses du Saint-Office.
Au terme de la sentence qui avait été rendue contre moi à Goa, je devais passer cinq ans dans cette servitude.

Je m'informais s'il n'y avait pas à Lisbonne quelque Français qui puisse me rendre service [...]. Ayant appris que monsieur Fabre, premier médecin de la reine du Portugal était non seulement fort bien auprès de cette princesse, mais encore qu'il était très considéré et très estimé de toutes les personnes de la cour, je m'adressai à lui et le priai de vouloir m'accorder sa protection. Il le fit de la manière du monde la plus obligeante en m'offrant non seulement son crédit pour tout ce qui dépendait de lui, mais même sa bourse et sa table [...].
Ensuite j'écrivis en France à mes parents pour leur donner avis de l'état déplorable où j'étais réduit depuis si long-temps afin que par eux-mêmes ou par leurs amis ils sollicitassent avec empressement tous ceux qu'ils croiraient avoir quelque crédit apurés de la reine du Portugal que j'espérais faire agir en ma faveur.
Je présentai une ample requête aux Inquisiteurs dans laquelle je leur exposais toutes les causes de ma détention [...].

Dellon n'obtient pas de réponse, car la charge d'Inquisiteur général était vacante et que Monseigneur don Vérussimo de Leancastre, archevêque de Barga (1615-1692) qui depuis a été fait cardinal par le pape Innocent XI (1611-1689) n'en en pas encore pris possession. Dès que l'Inquisiteur général est en place, il présente une nouvelle requête. Don Verissimo, après l'avoir entendue, dit « *qu'il ne pouvait croire que ce que j'exposais fut véritable, n'ayant pas apparence qu'on eût condamné un homme à cinq ans de galère pour des raisons d'aussi peu de conséquences que celles qui étaient contenues dans ma requête* ».

Afin de le convaincre de la véracité de ses propos, Dellon le supplie de se donner la peine de lire son procès.

« Après s'être fait prier longtemps, l'Inquisiteur général se laissa enfin fléchir aux sollicitations de plusieurs personnes de qualité et particulièrement de sa nièce la comtesse de Figueiro, qui avait une estime singulière pour le premier médecin de la reine qui était aussi le sien ».

L'Inquisiteur général reconnut *« ainsi l'injustice et l'ignorance de ceux qui m'avaient condamné sous le spécieux prétexte de ma mauvaise intention ».*
« Il ordonna à la fin du procès que Dellon soit au plus tôt libéré et écrit lui-même au bas de ma dernière requête ces mots « Qu'il soit délivré comme il le requiert et qu'il s'en aille en France ».

L'on me sort de la galère.

« Les inquisiteurs m'envoyèrent aussitôt un familier[79] *pour me donner avis de leur part qu'on me faisait grâce, que ma liberté m'était accordée, que je cherchasse un vaisseau qui allait en France, que je en donne avis à l'Inquisition et qu'on ne manquerait pas de me faire embarquer dessus. Je reçus cette nouvelle le 1*er *jour de juin ».*

Les inquisiteurs du Saint-Office demandèrent à Dellon une caution par laquelle il s'engageait à ne rester à Lisbonne le temps qu'il lui faudrait pour trouver l'occasion et le moyen d'en sortir. Il fit intervenir M. Fabre qui s'engagea de payer une amende de quatre cents écus s'il ne partait pas de Lisbonne au plus tard dans trois mois.
Le dernier jour de juin 1677, les inquisiteurs envoyèrent un familier à la Galère. Dellon fut conduit à l'Inquisition où on lui dit qu'il pouvait aller en toute liberté, où il lui plaisait.

---

[79] Familier : huissier de la Sainte-Inquisition.

« Je sortis ainsi tout-à-fait du pouvoir tyrannique de l'Inquisition sous la rigueur de laquelle j'avais été près de quatre ans, à compter du jour de mon emprisonnement qui fut le 24 juin 1673 jusqu'au dernier de juin 1677. Dès que j'eus les pieds hors de cette terrible maison, j'allai dans la première église que je rencontrai rendre grâce à Dieu et à la Sainte Vierge de la liberté que je venais d'obtenir. J'allais ensuite chez Mr Fabre qui pleura de joie en m'embrassant, je fis encore sur le soir un tour à la Galère afin de dire un dernier adieu aux pauvres affligés qui avaient été les compagnons de mon infortune et pour enlever le peu de hardes qui me restaient ».

Dellon embarqua de Lisbonne dans le premier navire en partance pour la France, le 23 juillet 1677. Le bateau fut pris dans un vent si violent que le mât de misaine se fendit et qu'il alla réparer à Cascais, port situé sur le front de l'océan Atlantique à 30 km à l'ouest de Lisbonne, et arriva dans l'Adour, la rivière qui baigne Bayonne, le 16 août 1677.

Les protestations contre l'Inquisition avaient commencé bien avant la parution du livre de Charles Dellon.

- Le Père Antonio Vieira (1608-1697), un jésuite portugais, fit parvenir au pape en 1673 un mémoire secret dans lequel il démontrait le mécanisme par lequel l'Inquisition de son pays en forçant « de nouveaux chrétiens » à en accuser d'autres, fabriquait des accusateurs généraux de nouveaux coupables, et cela à l'infini.

- L'abbé Jacques Marsollier (1647-1724), abbé génovéfain[80], publia « *L'Histoire de l'Inquisition et de son origine* » en 1694, dans laquelle il étudiait tous les aspects de l'inquisition y compris la censure et en blâmait vivement la cruauté. Ce texte était inspiré par les recherches du théologien remontrant[81] néerlandais Philip Von Limborch (1633-1712).

Les protestations contre l'Inquisition se firent nombreuses après la parution de « L'Inquisition de Goa ».

- François-Marie Arouet, dit Voltaire (1694-1778), le philosophe des Lumières, s'attaqua à l'Inquisition dans le chapitre 6 de Candide, publié en 1759. Il s'agit d'une mise en scène haute en couleur dans laquelle Voltaire dresse un portrait critique de pratiques moyenâgeuses au travers desquelles émerge une dénonciation de l'obscurantisme religieux et du dogmatisme.
Voltaire avait, en revanche, une vision positive de l'hindouisme. Il commentait ainsi l'autorité sacrée des brahmanes, le Véda : « *Le Veda est le plus précieux don de l'Orient, et l'Occident lui en sera à jamais redevable* » ?
- Henri Grégoire, dit l'abbé Grégoire (1750-1831), un prêtre catholique, fit paraître en 1798 dans les *Annales de la religion* – organe constitutionnel français – sa célèbre « *Lettre* » dans laquelle il invitait le grand Inquisiteur espagnol Ramon José de Arce (1767-1844) à « *provoquer*

---

[80] La Congrégation de France était une congrégation française de chanoines dont l'abbaye-mère était l'abbaye Sainte-Geneviève de Paris d'où le nom de Génovéfains donné à ses membres qui observaient la règle de Saint-Augustin. Les chanoines portaient une robe blanche et un rochet (vêtement ecclésiastique apparu au XIIIe siècle), ainsi qu'un manteau noir hors du couvent.

[81] Remontrant est une dénomination protestante qui vit le jour au XVIIe siècle, à la suite d'un schisme au sein de l'Église réformée néerlandaise.

lui-même la destruction de cette inquisition honteuse pour l'Espagne affligeante pour la religion ».

- Claude-Henri de Rouvroy de Saint-Simon (1760-1825), un philosophe, qui fut ambassadeur à Madrid de 1721 à 1723, publia en 1825 « *Nouveau christianisme - Dialogues entre un conservateur et un novateur* », ouvrage inachevé qui contient l'essentiel de la doctrine saint-simonienne. Un des points essentiels de cet ouvrage est le retour aux principes originels : Saint-Simon prône un retour à la morale des premiers temps chrétiens, centré sur la fraternité universelle, l'amour du prochain et l'égalité entre les hommes, contre la domination et la hiérarchie imposées par les institutions religieuses.

Le Saint-Office et Rome réagissent vivement à ces accusations.

Rançon de son succès, la *Relation de l'Inquisition de Goa* fut condamnée par Rome et mise à l'index par un décret du 29 mai 1690, ce qui plaça Dellon dans la tourmente d'un débat religieux, politique et philosophique houleux, sans toutefois de conséquence fâcheuse pour lui, car ses écrits servaient le gallicanisme[82] de Louis XIV.
Puis, en 1817, parut « *L'histoire critique de l'Inquisition d'Espagne* » dans laquelle un prêtre inquisiteur Juan Antonio Llorente (1750-1823), apportait des informations fournies par les documents originaux du Saint-Office que lui avait confié en 1809 le roi Joseph Bonaparte (1768-1844). Il s'agit d'un ouvrage capital contre l'Inquisition. Llorente fut considéré

[82] Le gallicanisme est une doctrine religieuse et politique française, apparue sous l'Ancien Régime, qui cherche à organiser l'Église catholique du royaume de France, de façon autonome par rapport au pape.

comme un traître, mais il fut désormais impossible de nier les actes de l'Inquisition.

La demande de pardon du pape Jean-Paul II.

Plus près de nous, en l'an 2000, le Pape Jean-Paul II (1920-2005) adressa au cardinal français Roger Etchegaray (1922-2019), ancien Président du Comité pour le grand Jubilé de l'An 2000, une lettre dans laquelle il demandait pardon pour l'Inquisition[83].

« C'est avec une profonde reconnaissance que j'ai reçu l'ouvrage qui rassemble les Actes du Symposium international sur l'Inquisition, organisé au Vatican du 29 au 31 octobre 1998 par la Commission historique et théologique du Comité pour le grand Jubilé de l'an 2000. Ce symposium répondait au désir que j'avais exprimé dans la lettre apostolique *Tertio millennio adveniente*. Il est donc juste que [...] l'Église prenne en charge avec une conscience plus vive le péché de ses enfants, dans le souvenir de toutes les circonstances dans lesquelles, au cours de son histoire, ils se sont éloignés de l'esprit du Christ et de son Évangile, présentant au monde, non point le témoignage d'une vie inspirée par les valeurs de la foi, mais le spectacle de façon de penser et d'agir qui étaient de véritables formes de contre-témoignage et de scandale ».

« Dans l'opinion publique, l'image de l'Inquisition représente presque le symbole de ce contre-témoignage et de ce scandale. Dans quelle mesure cette image est-elle fidèle à la réalité ? Avant de demander pardon, il est nécessaire d'avoir une connaissance exacte des fautes et de resituer les erreurs

[83] Lettre du Pape Jean-Paul II au cardinal Etchegaray à l'occasion de la présentation de l'ouvrage sur l'Inquisition (Cité du Vatican, 29-31 octobre 1998).

par rapport aux exigences évangéliques, là où elles existent réellement. Telle est la raison pour laquelle le Comité s'est adressé à des historiens, dont la compétence scientifique est reconnue de façon universelle ».

« La contribution irremplaçable des historiens contient, pour les théologiens, une invitation à réfléchir sur les conditions de vie du peuple de Dieu dans son chemin historique. Une distinction guidera la réflexion critique des théologiens, la distinction entre l'authentique *sensus fidei*[84] et la mentalité dominante à une époque déterminée qui peut avoir pesé sur leur opinion. C'est au *sensus fidei* qu'il faut demander les critères d'un jugement équitable sur le passé de la vie de l'Église ».

« C'est précisément parce qu'avec le temps, l'Église, guidée par l'Esprit-Saint, avec une conscience toujours plus profonde des exigences de sa conformité à l'Époux[85], qu'un tel discernement est possible. Ainsi le Concile Vatican II a pu exprimer la « Règle d'or » qui oriente la défense de la vérité, devoir qui revient à la mission du Magistère « *La vérité ne s'impose que par la force de la vérité elle-même qui pénètre l'esprit avec autant de douceur que de puissance* ».

« L'institution de l'Inquisition a été abolie. Comme j'ai eu l'occasion de le dire aux participants au Symposium, les fils de l'Église ne peuvent manquer de revenir dans un esprit de repentir sur le consentement donné, surtout en certains

---

[84] Le *sensus fidei*, appelé aussi *sensus fidelium* est, selon le Catéchisme de l'Église catholique, « l'appréciation surnaturelle de la foi de la part de tout le peuple, lorsque, des évêques au dernier des fidèles, ils manifestent un consentement universel à questions de foi et de morale ».

[85] Dans la grande tradition patristique, l'Évêque représente le Christ dans son rapport avec l'Église et, en tant que tel, on le présente, lui aussi, comme l'époux de l'Église elle-même.

siècles à des méthodes d'intolérance, et même de violence, dans le service de la vérité. Bien sûr, cet esprit de repentir comporte la ferme intention de rechercher à l'avenir les voies du témoignage évangélique à rendre la vérité ».

« En mai 2000, à l'occasion de la célébration liturgique qui a marqué la Journée du Pardon, il a été demandé pardon pour les erreurs commises au service de la vérité à travers le recours à des méthodes non évangéliques. C'est en imitant son Seigneur doux et humble de cœur que l'Église doit accomplir ce service. La prière que j'ai adressée alors à Dieu contient une demande de pardon qui vaut tant pour les drames liés à l'Inquisition que pour les blessures de la mémoire qui en sont la conséquence ».

« Seigneur Dieu de tous les hommes ; à certaines périodes de l'histoire, les chrétiens se sont parfois livrés à des méthodes d'intolérance et n'ont pas observé le grand commandement de l'amour, souillant ainsi le visage de l'Église, ton Épouse. Montre ta miséricorde à tes Enfants pêcheurs et accueille notre ferme propos de chercher et de promouvoir la vérité dans la douceur de la charité sachant bien que la vérité ne s'impose qu'en vertu de la vérité elle-même. Par Jésus le Christ, Notre Seigneur »
Le bel ouvrage des Actes du Symposium dans l'esprit de cette demande de pardon. En remerciant tous les participants, j'invoque sur eux la Bénédiction divine.

Du Vatican, le 15 juin 2004.

Le retour en France

Dellon fait remarquer que parmi les deux cents condamnés « *qui sortirent avec lui de* l'Inquisition » de Goa, il fut le seul à avoir été chassé d'Inde et exilé au Portugal.

Il suggère par-là « *que l'on a eu l'intention de plaire au vice-roi et au gouverneur de Daman qui était son cousin* ». Dans une rivalité amoureuse, tout cela n'avait pour but que de l'évincer du pays !

Il retrouve la France dix années après son départ, dont quatre passés dans les geôles de l'Inquisition.

Installé à Paris, il écrit sa *Relation* qui paraît en 1685 et qu'il dédie à Bossuet avec cette dédicace : « *Messire Jacques-Bénigne Bossuet ; évêque de Meaux* [...] *puisque c'est à votre Grandeur que je suis redevable de l'heureuse fin de mes voyages* ».

A-t-il poursuivi ses études de médecine à la Faculté de médecine de Paris ou lui a-t-on donné le titre de Docteur en Médecine directement à son retour, par privilège du roi ? Nous n'avons pas la réponse à cette interrogation.

En 1685, il fait paraître le *Traité des Maladies*, seul écrit médical important qui nous soit resté traitant de la médecine en Inde à la fin du XVIIe siècle.

En 1685, l'année de parution du récit de son voyage, Dellon est engagé par le prince François-Louis de Bourbon-Conti (1664-1709), dit le Grand-Conti et son frère aîné, Louis-Armand 1er, prince de Conti (1661-1685) en tant que médecin pour les accompagner lors de la campagne de Hongrie en juillet-août 1685. François-Louis de Bourbon-Conti avait reçu du Roi Louis XIV (1638-1715) l'autorisation de se porter volontaire pour rejoindre l'état-major de l'empereur Léopold Ier (1650-1705), empereur du Saint-Empire romain germanique[86], en Hongrie dans la défense de la chrétienté contre l'Empire ottoman qui occupait le sud du pays.

Alors qu'il est veuf de Magdelaine de Rostaing dont il a un fils, Dellon épouse, sur le tard, le 14 octobre 1689, Claude Parisot, l'héritière fortunée d'un riche boucher de Paris, veuve et mère de quatre enfants. Il entre ainsi dans la bourgeoisie marchande de la capitale. Comme médecin du prince de Conti, il n'était jamais très loin de la Cour et il avait pu mener une vie de courtisan.

En 1692, le nom de Dellon apparait dans un factum[87] relatif à des difficultés d'héritage avec sa belle-famille, où il apparaît comme « docteur en médecine et médecin ordinaires de S.A.S. Monseigneur le prince de Conti. En 1693, un acte d'enregistrement le domicilie rue des Jardins, à Paris.

En 1698, un transfert de propriété inscrit sur un compoix[88] d'Agde porte sa signature.

Certaines notices biographiques le font mourir en 1709, sans aucune confirmation.

La fin de vie de Dellon est mystérieuse, car les archives de Paris où il vivait ont été détruites en 1871, lors de la Commune.

---

[86] Le Saint-Empire romain germanique est un État d'Europe ayant existé de 962 (couronnement d'Otton Ier) à 1806 (abdication de François II). Cet État, issu de la décomposition de l'Empire carolingien, a joué un rôle important dans l'histoire de l'Europe au Moyen Âge, notamment du fait du conflit entre les empereurs et les papes, et pendant les Temps modernes.
[87] Un factum est un mémoire dirigé contre un adversaire.
[88] Un compoids, compois ou compoix est, entre le XIVe et le XVIIIe siècle, une sorte de cadastre rudimentaire, avec description, arpentage et estimation de toutes les parcelles, dans les régions françaises de langue occitane.

Conclusion :
le précieux legs d'un précieux voyageur

Paru en 1687, un ouvrage tout d'abord anonyme intitulé, la *Relation de l'Inquisition de Goa*, horrifie l'Europe. Charles Dellon, jeune médecin français et catholique pratiquant, résidant aux Indes, tombe aux mains de l'Inquisition portugaise, à la suite de quelques jalousies et autres peccadilles.

Dellon avait été embarqué à bord d'un des navires de la Compagnie française des Indes orientales puis avait décidé de s'installer aux Indes et d'y exercer la médecine dans la colonie portugaise de Daman.

Bien qu'ayant attenté, par désespoir, à sa vie dans les geôles de l'Inquisition portugaise en Inde, fort heureusement pour la postérité, Dellon a survécu et a témoigné.

Des années plus tard, Dellon a décrit ses quatre années de captivité en Inde, au Brésil et à Lisbonne aux mains de l'Inquisition qui lui avait fait jurer de taire à jamais les tourments qu'elle lui avait infligés.

Traduite dans plusieurs langues, cette Relation de l'Inquisition a joué un rôle important dans la lutte entre l'intolérance et l'époque des Lumières, à l'heure de la Révocation de l'Édit de Nantes.

Dans un autre ouvrage, Dellon décrit également son escale forcée à Madagascar, les mœurs aux Indes et la médecine locale et tout simplement sa vie sur place avant qu'elle ne bascule à jamais. Dellon se fait également ethnographe, s'intéressant aux mœurs, coutumes, croyances des habitants des Indes et du Brésil. Il s'est également intéressé à la faune sauvage et à la flore, dont la cardamome. Dellon nous renseigne également sur les pathologies qu'il a rencontrées en mer et à terre.

Les auteurs, médecins, retracent ici les aventures et les récits de cet infortuné, en faisant la synthèse de ses trois ouvrages : *Relation d'un voyage des Indes orientales (1685), Traité des maladies particulières aux pays orientaux (1685), Relation de l'Inquisition de Goa (1688)* qu'ils tentent d'aborder sous un angle original, en s'inspirant d'autres auteurs.

Table des figures

Table des matières

REMERCIEMENTS

Tous nos remerciements vont aux Éditions l'Harmattan et à leur confiance sans cesse renouvelée depuis plusieurs années. Nos remercions tout particulièrement au Docteur Xavier Riaud, écrivain et directeur de la collection *Médecine à travers les siècles.*

Nous remercions également Perrine Fourgeaud, des Éditions L'Harmattan, pour son aide et sa patience si précieuses dans la préparation définitive du texte.

DES MÊMES AUTEURS

François Martin, voyage d'un apothicaire de Vitré aux Indes orientales (1601-1603). Aubry P, Gaüzère B.-A. Éditions L'Harmattan, 2024.

Alexandre-Olivier Exquemelin, chirurgien, flibustier et naturaliste (1640-1717). Aubry P, Gaüzère B-A. Éditions L'Harmattan, 2023.

Formation et vie des médecins, chirurgiens et apothicaires de la Marine et des Colonies du XVIe à la fin du XIXe siècle en France. Aubry P, Gaüzère B-A. Éditions L'Harmattan, 2022.

La France et ses médecins en Extrême-Orient du XVIe au milieu du XXe siècle. Aubry P, Gaüzère B-A. Éditions L'Harmattan, 2022.

La France et ses médecins dans les océans Indien et Pacifique du XVIe au XIXe siècle. Aubry P, Gaüzère B.-A. Éditions L'Harmattan, 2022.

La France et ses médecins aux Amériques du XVIe au XIXe siècle. Aubry P, Gaüzère B.-A. Éditions L'Harmattan, 2021.

Médecins et expéditions coloniales françaises au XIXe siècle (Afrique noire et Madagascar). P. Aubry avec la collaboration de B.-A. Gaüzère. Éditions L'Harmattan 2020.

Jean et Charles-Guillaume Viguerie et la chirurgie toulousaine aux XVIIIe et XIXe siècles. P. Aubry avec la collaboration de B-A. Gaüzère. Éditions L'Harmattan, 2018.

Médecin conchyliologue et océan Indopacifique. P. Aubry avec la collaboration de B-A. Gaüzère. Éditions L'Harmattan, 2018.

Histoire de la médecine à l'île Bourbon – La Réunion. B.-A. Gaüzère, P. Aubry. Éditions L'Harmattan, 2017. Tome 1 : De la découverte de l'île à nos jours.

Histoire de la médecine à l'île Bourbon – La Réunion. B.-A. Gaüzère, P. Aubry. Éditions L'Harmattan, 2017. Tome 2 : Histoire des maladies.

Passeport santé pour l'Afrique. P. Aubry, B.-A. Gaüzère. Éditions universitaires européennes, 2015.

Histoire des eaux thermales à La Réunion (Cilaos, Hell-Bourg, Mafate, Bras Cabot). B.-A. Gaüzère, P. Aubry. Éditions Azalées, 2012.

Splendeurs et dangers de la faune marine. P. Aubry, B.-A. Gaüzère. Éditions Xavier Montauban, Paris, 2010.

Passeport santé pour le grand océan Indien. B.-A. Gaüzère, P. Aubry. Éditions Azalées. 2006, Réunion.

Le chik, le choc, le chèque. B.-A. Gaüzère, P. Aubry. Éditions Azalées. 2006, Réunion.

Cas cliniques en Médecine tropicale. Aubry P., Touze J.E. La Duraulié édit., mars 1990.

Les agrégés du Pharo. Thérapeutique en Médecine tropicale. Diffusion générale de Librairie, édit, 1986, Marseille.

B.-A. Gaüzère, P. Aubry. Site internet d'enseignement de la médecine tropicale depuis 2002 www.medecinetropicale.com

Structures éditoriales du groupe L'Harmattan

L'Harmattan Italie
Via degli Artisti, 15
10124 Torino
harmattan.italia@gmail.com

L'Harmattan Hongrie
Kossuth l. u. 14-16.
1053 Budapest
harmattan@harmattan.hu

L'Harmattan Sénégal
10 VDN SICAP AMITIE 3
BP 45034 Dakar-Fann
direction@senharmattan.com

L'Harmattan Cameroun
Tsinga/Derrière polyclinique FECAFOOT
BP 11486 Yaoundé
Jacques.koukam@harmattan.fr

L'Harmattan Burkina Faso
Villa 281, secteur 23 623, rue 14.32
Ouagadougou
zagbie@outlook.fr

L'Harmattan Guinée
Almamya, rue KA 028 OKB Agency
BP 3470 Conakry
harmattanguinee@yahoo.fr

L'Harmattan RDC
185, avenue Nyangwe
Commune de Lingwala – Kinshasa
matangilamusadila@yahoo.fr

L'Harmattan Congo
219, avenue Nelson Mandela
BP 2874 Brazzaville
deunovmikhael@gmail.com

L'Harmattan Mali
Immeuble Mgr Jean Marie Cissé
Aci Hamadallaye
BP 145 Bamako
syllaka@yahoo.fr

L'Harmattan Togo
Djidjole – Maison Amela
face EPP BATOME
02 BP 20680 Lomé
didieramela11@gmail.com

L'Harmattan Côte d'Ivoire
Résidence Karl – Cité des Arts
Abidjan-Cocody
03 BP 1588 Abidjan
harmattan.ivoire@gmail.com

L'Harmattan Bénin
Rue 604, (Immeuble à l'entrée
de la rue UCAO- Cite de Saint-Jean)
Cotonou
stepcorpus@gmail.com

Nos librairies en France

Librairie internationale
16, rue des Écoles
75005 Paris
librairie.internationale@harmattan.fr
01 40 46 79 11
www.librairieharmattan.com

Librairie des savoirs
21, rue des Écoles
75005 Paris
librairie.sh@harmattan.fr
01 46 34 13 71
www.librairieharmattansh.com

www.ingramcontent.com/pod-product-compliance
Lightning Source LLC
LaVergne TN
LVHW051404061026
849535LV00009B/3346